Machine Vision Technology
for Lung Nodule Detection

肺结节
检测机器视觉技术

何志权　曹桂涛　著

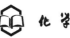

化学工业出版社

·北京·

内 容 简 介

肺结节检测对肺癌的预防、早期筛查及早期诊断尤为重要，基于肺癌影像上的肺结节检测分析是预防肺癌的有效途径。随着 LDCT 技术的普及以及人们对自身健康的重视，胸部 CT 图像数据呈现爆炸式增长，极大地加重了放射科医生的工作负担，同时也增加了病情判断的难度。本书进行了肺结节检测的自动化研究，全面总结深度学习在肺结节检测当中的最新研究成果，提出了多种有效的创新性的深度学习网络框架和检测思路。

本书适合从事医学图像处理，尤其是基于深度学习的肺结节检测方面研究的学者和科研人员、医学工作者阅读。

图书在版编目 (CIP) 数据

肺结节检测机器视觉技术 / 何志权，曹桂涛著. —
北京：化学工业出版社，2021.12
ISBN 978-7-122-40034-5

Ⅰ.①肺… Ⅱ.①何… ②曹… Ⅲ.①肺疾病–影像
诊断 Ⅳ.①R816.41

中国版本图书馆 CIP 数据核字（2021）第 201542 号

责任编辑：张　蕾　　　　　　　　　　装帧设计：史利平
责任校对：边　涛

出版发行：化学工业出版社（北京市东城区青年湖南街 13 号　邮政编码 100011）
印　　装：天津盛通数码科技有限公司
710mm×1000mm　1/16　印张 11　字数 213 千字　2022 年 1 月北京第 1 版第 1 次印刷

购书咨询：010-64518888　　　　　　　　售后服务：010-64518899
网　　址：http://www.cip.com.cn
凡购买本书，如有缺损质量问题，本社销售中心负责调换。

定　　价：68.00 元

前　言

　　肺癌是在全世界人口中发病率与病死率占比最大，且增长速度最快的恶性肿瘤之一，给人类健康带来了极大的威胁。由于患者在肺癌初期时的表现不明显，当患者出现呼吸困难、长期咳嗽等症状并确诊时，往往已经属于晚期，因此对肺癌的预防、早期筛查及早期诊断尤为重要。早期筛查中，肺癌在影像上的主要表现之一是肺结节，所以肺结节检测分析是预防肺癌的有效途径之一。随着 LDCT 技术的普及以及人们对自身健康的重视，胸部 CT 图像数据呈现爆炸式增长，极大地加重了放射科医生的工作负担，同时也增加了病情判断的难度。

　　本书进行了肺结节检测的自动化研究，观察到基于卷积神经网络的方法在目标检测任务中被广泛使用，尤其是深度网络方法可有效地获取医学图像中的多重复杂特征，提高检测精度，为结节检测领域提供了新的方向。在编写方针上，本书从科研的角度出发，注重理论性、使用性、系统性和前瞻性。参考了许多最新的有关文献，同时也结合了作者多年来在该领域的研究成果。部分成果在国内外重要学术期刊和学术会议上已成功发表。本书内容具有创新性和时效性，兼具理论价值和应用价值。目前，在该领域缺乏深度卷积网络创新设计与肺结节检测的学术专著，而广大相关领域的科研工作者和工程技术人员迫切需要了解本领域的前沿发展，以满足科研和工程的需要。

　　在内容选取上，本书围绕肺结节检测和深度卷积网络理论与设计两个中心，覆盖了基于不同的深度学习理论和方法，进行面向肺结节检测的深度网络创新设计和试验分析。全书共分 8 章。

　　第 1~2 章介绍肺结节检测的背景和发展现状，肺结节检测方法的基本原理和经典方法；概述深度卷积神经网络的基本原理。

　　第 3 章回顾和分析当前主流的目标检测算法，U-Net 网络的编码-解码-跳跃连接结构，根据结节的医学影像特点对传统 U-Net 进行框架构建，提出了 R^2U-Net 网络结构并应用于肺结节检测。

　　第 4 章分析 R^2U-Net 的优点和缺点，为了解决 R^2U-Net 网络泛化性强但鲁棒性不足的缺点，增强其对复杂结节特征的学习能力，提出了以 R^2U-Net 为网络骨干，构建一个新型的多流多尺度融合卷积神经网络 MS^{2}U-Net，使网络模型的表现更加稳定，从而更精准地检测肺结节。

第 5 章分析介绍深度学习中的注意力机制和多尺度特征金字塔的原理，并分别在此基础上提出了两种深度卷积模型 U-SENet 和 MFDM，并成功应用于肺结节的候选检测。

第 6 章介绍全卷积深度神经网络的原理以及其在目标检测当中的应用，提出了 FC-C3D 肺结节检测模型。

第 7 章引入多模型检测融合的机制，达到提升检测效果的目的。本章融合了三个主流的分类模型，即 Conv3DNet、Inception3DNet 和 RD3DNet，分析了不同融合机制下的检测效果。

第 8 章主要介绍基于肺结节检测任务的 CAD 系统的设计与实现过程，包括开发需求分析，系统软件的结构和功能设计，展示了系统软件的整体功能框架和性能测试。

本书研究了深度卷积神经网络理论和结构设计及其在肺结节检测中的应用，书中许多内容是作者及其团队的最新研究成果。借本书出版之际，要特别感谢深圳大学电子与信息工程学院的曹文明教授。本书作者在他的指导下进行了相关的研究，取得了大量的成果。还要感谢黄甜甜、杨淇和吴蕊对本书的编写提供了大量的内容和素材，以及钟建奇、蓝旭佳、何玉鹏等对文稿编辑整理排版方面的大力帮助。

本书得到了国家自然科学基金 (No. 61971290, 61871186，61771322)，深圳市基础研究项目 (JCYJ20190808160815125) 的资助，在此一并表示感谢。

本书疏漏与不足之处在所难免，恳请广大专家与学者批评指正。

何志权　曹桂涛

2021 年 7 月

目　录

第 3 章 基于目标检测的 U-Net 构建与肺结节候选检测 ——————036

第 8 章　肺结节 CAD 检测系统设计————156

第 1 章

肺结节检测与深度学习

1.1 肺结节检测的背景与发展现状

从 20 世纪中期开始，如何快速、有效地诊断并治疗癌症一直是全世界人类医学领域的研究热点及难点。世界卫生组织（World Health Organization，WHO）在 2020 年发布了最新的《2020 全球癌症报告》，报告表明癌症已经成为人类的第二大死亡杀手。据统计，在 2018 年，全球超过 1800 万名患者被诊断出患有癌症，其中约 960 万人最终死于癌症，占当年全球总死亡人数的 60%，而全球新增癌症病例数预计 20 年内会增加 60%，持续到 2040 年，癌症病例数甚至可能将达到 2900 万～3700 万例。值得注意的是，肺癌是其中发病率和病死率最高的恶性疾病，肺癌的病死率甚至比排名第二位的结直肠癌高 2 倍。同样的，在中国，肺癌也是位居病死率第一位的恶性肿瘤，2015 年约 63.1 万人因肺癌死亡。随着人口老龄化问题逐步加剧、国家城镇化和工业化进程的加快、愈发严重的室外空气污染和吸烟文化的盛行等多种危险因素的累加，导致我国的肺癌患者数量激增，如图 1-1 所示，在城乡两地的恶性肿瘤死亡人数统计中，患肺癌人数都是最高的，防控形势严峻。

《全球癌症生存率变化趋势监测研究报告》显示了中国在肺癌防治上与发达国家还有一定差距。不同于欧洲及亚洲其余发达国家，中国存在城乡差异较大、地区间医疗资源分配不均、人民防癌意识较为薄弱等问题，因此肺癌的防控负担较重。尽管我国肺癌的医学治疗技术已接近世界先进水

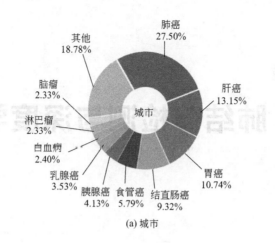

(a) 城市

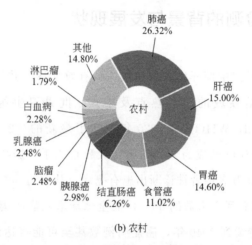

(b) 农村

图 1-1　2015 年中国城乡前 10 位恶性肿瘤死亡构成

平，肺癌生存率仍不尽人意，据统计，在 2000～2014 年间，我国肺癌患者的 5 年生存率仅提高了 1.2%，而包括日本、韩国、英国在内的 21 个发达国家则上升了至少 5%～10%，造成这种差距的主要原因在于接受早期诊断及治疗的病例严重不足，而晚期病例的临床诊治又不够规范。70%～80% 的患者确诊时已处于肺癌中晚期，错失了最佳治疗时间，导致治疗过程变得更加痛苦漫长，大部分患者甚至其家属都会出现长期抑郁、心灰意冷的消极情绪，承受了巨大的心理压力。另外，肺癌晚期治疗所需的医药费用比早期治疗时多 5～10 倍，这无疑也会给患者的家庭造成较为沉重的经济负担，所以积极采取多种肺癌预防措施，包括进行大规模早期筛查和早期诊断，对有效降低肺癌病死率、减轻人们的心理和经济负担都更有实际意义。

肺结节检测是进行肺癌早期筛查的有效手段之一。患者在肺癌早期阶段时的临床特征不明显，最常见的症状为无痰或少痰性的刺激性、阵发性干咳，少数患者会有消瘦、关节性疼痛的症状，但绝大多数患者处于肺癌早期时是没有显著的临床表现的，因此若仅凭患者个人的患病状态来判断，医生很容易忽视病情的严重性并造成误诊，而当患者出现呼吸困难、顽固性咳嗽、痰中带血、胸痛等明显症状时，通常已处于肺癌中晚期，所以定期开展肺结节检测意义重大。研究表明，具有较大直径（直径≥8mm）、亚实性、针状和分叶状等形态学特征的肺结节更容易发生癌变，如能在早期筛查中检测出癌变肺结节，并在癌变扩散前对患者实施癌变结节切除手术，则患者的 5 年生存率将提升 65%～80%。有难度的是，肺结节的影像学特征是不规则的，大小形态各异，很容易与其余肺部组织混淆，因此高精度、高质量的肺部影像图对医生进行肺结节检测与分析的帮助很大。迄今为止规模最大的肺癌检测实验——美国国家肺癌筛查试验（National Lung Screening Trial，NLST）表明比起胸片筛查方法，低剂量螺旋 CT（Low-dose Computed Tomography，LDCT）筛查方法能够大大提高肺癌检出率，使肺癌高危人群的病死率下降了 20%。不同于精度低、辐射高、费用昂贵的正电子发射计算机断层显像（Positran Emission Computed Tomegraphy，PET）和 X 线胸部摄片技术，LDCT 技术是目前最先进的医学影像学检测方法之一，该技术的检查速度更快，辐射剂量是普通 CT 剂量的 1/6～1/4，但一样可获得高分辨率和高清晰度的 CT 扫描图。LDCT 筛查能够在减小患者的辐射损伤的同时检测出更多的肺部微小病变，更有助于医生的早期诊断并制定合理治疗方案。因此，本书选择的实验数据集、评价指标和算法设计都与 LDCT 技术有关。

随着 LDCT 扫描技术的快速普及，海量的胸部 CT 扫描图给放射科医生的工作带来了巨大的负担。每份胸部 CT 扫描图通常包含 200～400 张 2D 切片，而增强扫描图甚至多达 500 张以上，因此用人工手段对大规模的 CT 扫描图进行病理性分析成为一项非常繁琐且费时的任务，大量阅片还可能会造成医生的疲劳性漏诊、误诊。为了促进肺结节检测的自动化分析过程，减少放射科医生的工作量，研究人员提出开发针对肺结节检测的计算机辅助设计（Computer Aided Detection，CAD）系统以提高肺癌诊断的有效性。近年来，因其在临床诊断中表现出的高效性和可靠性，CAD系统被广泛应用于解决各种不同的疾病。据预测，到 2025 年全球计算机辅助检测市场将达到 27 亿美元，且其市场份额将以 11.6% 的复合年增长率快速扩张。一般来说，CAD 检测系统主要是为了定位 CT 扫描图中的感兴趣区域（Region of Interest，ROI），以发现异常病变，从而协助放射科医生或临床医生确定病变组织的类型和良恶性情况。一个针对肺结节检测，用于肺癌诊断的 CAD 系统框架主要由两部分组成：①肺实质分割；②肺结节检测，包括候选结节检测和假阳性筛查。肺实质分割的目的是降低图像噪声，分割肺部 ROI，缩小肺结节的搜索范围；在肺结节检测步骤中，首先要考虑到检测灵敏度的问题，尽可能多地获取候选结节，再考虑检测准确率的问题，过滤大量的假阳性候选结节，捕捉精确的病变肺结节，提高检测精度，完整的 CAD 系统工作流程如图 1-2 所示。由此可知，设计一个高效、精准的肺结节检测 CAD 系统对降低肺癌死亡率、加快诊断效率、提高治疗效果都具有重要的研究意义。

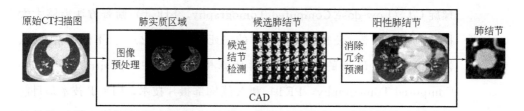

图 1-2 CAD 系统的完整工作流程

1.2 CAD 系统研究现状

近年来，医学图像处理领域得到了持续、稳定的发展，多间高校实验室与高科技医疗公司投入了大量的精力以推动医疗系统的进步，进而，多种新型肺结节检测算法被逐步提出，目前已经有许多研究技术被应用于改善肺部 CAD 系统的性能。在硬件资源和数据集不足的情况下，研究人员通常使用传统的机器学习方法，如多重灰度阈值、支持向量机（Support Vector Machine，SVM）、线性判别分析、距离变换等算法进行的肺结节检测实验，但是这种简单的图像处理技术无法很好地提高 CAD 系统的检测精度和灵敏度。深度学习方法随着人工智能技术的不断推进，在计算机视觉领域有了飞速的发展和广阔的应用。2007 年，Nvidia 推出了支持 CUDA（Compute Unified Device Architecture）架构的图形处理器（Graphics Processing Unit，GPU），其计算速度比传统 GPU 快了近 70 倍，研究人员的实验条件得到了很大的改善，之后 Nvidia 通过在硬件上持续更新迭代 GPU 的性能，为深度学习的后续研究提供了非常好的计算平台，如今在各种医学图像任务中使用深度学习方法已经成为过去十年的主流趋势。

深度神经网络（Deep Neural Network，DNN），尤其是卷积神经网络（Convolutional Neural Network，CNN）在 ImageNet 挑战赛和 MS COCO（Microsoft Common Objects in Context）挑战赛等多个公开的计算机视觉比赛中都取得出了优异的效果。由于 CNN 的高适应性与高效性，许多基于 CNN 改进的网络模型，如 U-Net、Faster Region CNN（Faster R-CNN）、Mask R-CNN、Retina-Net 等在肺结节检测任务中被广泛应用，提高了 CAD 系统的准确性和鲁棒性。

1.2.1　肺实质分割算法研究

肺实质分割是进行结节检测前的重要一步，因为原始的胸部 CT 扫描图像中存在大量的不相关组织信息，会降低 CAD 系统的工作效率和诊断精度。肺实质是结节检测的核心搜索空间，即 ROI。因此，去除干扰成分，如胸部骨骼、血管与支气管组织和图像伪影，恢复并增强肺实质中的有用信息是这一步骤的关键目标。肺实质分割作为 CAD 系统的预处理程序，为结节的精确检测提供了可靠的基础，有了这一程序可减少 $5\%\sim17\%$ 的肺结节缺失。由于肺实质与其余胸部周围组织的 CT 值有较大的差异，CT 值的差异特点便形成了多数医学图像分割算法的核心点，这些方法可以分为基于规则（Rule-Based，RB）的算法和基于数据（Data-Based，DB）的算法。

一般来说，常用的基于规则的医学图像处理算法有阈值分割法（Thresholding Image Segment）、主成分分析（Component Analysis）、区域增长（Region Growing）、滤波器（Filter）以及多种形态学操作

（Morphological Operations）等。其中，阈值分割法和主成分分析法是能快速地近似分离肺实质和其余干扰成分的有效方法，之后再通过限制肺实质的大小和位置便能准确定位 ROI。此外，使用区域增长法则可以从气管和支气管组成的像素区域上对相邻像素逐步合并，从而达到覆盖肺部区域的目的。在确定肺实质的大体形状后，再进行形态学操作，如腐蚀（Erosion）和扩张（Dilation），以获得无孔、平滑的 ROI。同时，研究人员通常采用高斯平滑滤波和算术平均滤波等多种滤波器来降低噪声或提高图像质量。通过多种方式组合不同的 RB 算法即可达到不同的分割效果，例如，Han 等学者首先使用阈值分割法提取肺容积，应用两类高级向量量化算法对图像体素进行分类，然后对局部密度向量进行线性 Karhunen-Lo′eve 变换，最后采用主成分分析法对向量空间进行优化。Liao 等学者采用高斯滤波法、密度和距离阈值化法来提取肺部掩码，去除其余无用的胸部组织，然后进行凸壳（Convex-Hull）计算和扩张等形态学操作来优化掩码，最后将掩码与原始图像相乘即可有效地截取出所需的 ROI，图 1-3 展示了 Liao 等学者使用 RB 算法分割肺实质的完整过程。

此外，除了使用 RB 算法操作，也有研究人员使用 DB 算法来分割肺实质，即通过用大量胸部 CT 图像来训练自动化模型以细化肺分割过程。Soliman 等学者最初先通过区域增长和成分分析定位了所有 3D 胸部 CT 扫描图的背景区域，然后他们提出了 3D 的联合马尔可夫-吉布斯随机场框架（Markov-Gibbs Random Field，MGRF），该框架集成了两个负责检测肺部外观的子模型和一个自适应形态先验子模型来分别分割正常性和病理性肺实质。此外，在有足够的硬件支持的情况下，深度学习技术，特别是 CNN 应用于医学图像处理任务能获得出色的效果。现有的先进 CNN 网络，例如 U-net、Mask-R-CNN、hybrid CNNs 等便时常被应用于自动化肺实质分割任务。Alom 等学者专门针对医学图像分割任务提出了一种递归残差 U-Net（Recurrent U-Net，RU-Net）和递归残差 U-Net（Recurrent Residual CNN，R^2U-Net），两者都是基于 U-Net 模型框架设计的，他们在 LUNA16 数据集上进行了分割肺实质实验，并对所提出的两种 CNN 进行验证评估。

事实上，通过手动调整经验参数，采用 RB 算法也可以达到与 DB 算

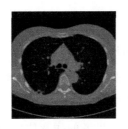
(a) 将CT图像转换
为HU值格式

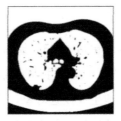
(b) 滤波后对图像
进行二值化处理

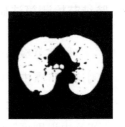
(c) 选择肺部连通域

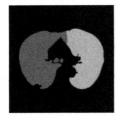
(d) 分离左右肺

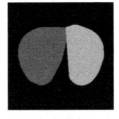
(e) 分别计算左右
两侧肺部的凸壳

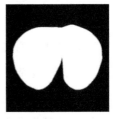
(f) 膨胀和合并两个
肺部凸壳的掩码图

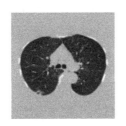
(g) 将原始图像与掩码相乘，用统一的组织
亮度值填充掩码区域，并将分割后的图像
转换为UINT8格式

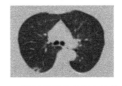
(h) 将图像裁剪为特定大小

图 1-3　肺实质分割过程

法相似的分割性能。由于 DB 算法需要花费使用大量 CT 数据来训练一个可学习的模型，而且在进行优化系统参数实验中，它需要大量的计算资源，比使用 RB 算法增加了倍数的时间及硬件损耗。因此，以检测肺结节为目的的实验中，RB 算法是研究人员进行图像预处理更方便、快速的选择。据此，考虑到实验硬件资源有限，为提高实验效率与精度，本书也采用 RB 算法来对胸部 CT 扫描图进行肺实质分割实验。

1.2.2　肺结节检测算法研究

肺结节检测阶段包括了候选结节的检测和假阳性筛查。在候选结节检测这一步骤中，CAD 系统的主要目标是在不考虑特异性而只考虑敏感性的情况下尽可能多地生成候选对象，检测候选结节的过程是在几百张胸部切片中识别可疑病灶区域，并为医生预测患者的病变位置和置信度，肺结节的检出率越高，患者就能越早开始接受相应治疗，同时生存率也就越高。然而，过多的候选结节样本会导致过高的假阳性率，降低了结节的诊断效率，因此 CAD 系统还需从大量的候选结节预测样本中过滤假阳性结节，提高检测精度。近几十年来，由于肺结节的纹理、大小、形状和位置等方面的复杂性，人们提出了各种各样的结节检测算法，这些算法可大致分为两类：传统算法和基于 DNN 的算法。传统算法主要包括 RB 算法和机器学习分类器，通常是在人工设计特定特征的前提下，构建浅层次结构的分类模型，通过最大限度地提高特征轮廓与可疑区域的匹配率来定位肺结节并消除假阳性预测。基于 DNN 的算法，特别是 CNN 算法，能够利用海量的胸部 CT 图像来训练多维隐层可学习模型，从而提取隐含的肺结节病理性特征，并自动调节和优化系统性能，最终提高结节像素分类的准确性。

针对传统算法而言，阈值分割法、聚类分析（Clustering Analysis）和距离变换（Distance Transformations）等多种常用 RB 算法已经被广泛应用于识别候选结节。例如，El-Regaily 等学者首先应用对比度增强（Contrast Enhancing）、区域生长、滚球（Rolling-ball）算法和形态学操作等 RB 算法来提取肺实质，同时保留附着在肺壁上的结节块，然后他们使用 3D 区域增长，欧几里得距离变换和 2D 阈值法从深度图中生成候选结节。另外，研究人员常用机器学习分类器，例如 SVM、k-最近邻（k-Nearest Neighborhood，KNN）分类器、线性判别分类器（Linear Discriminant Classifiers，LDC）以及各类增强型（Boosting）分类器来进行假阳性筛查实验，从候选结节图像中手动选择各种基于密度、形态或纹理的特征，并将其输入到分类器中，以鉴别阳性结节和假阳性结节。Naqi 等学者将几何纹理与定向梯度的直方图原理结合起来，用主成分分析法将图像的单一特征向量转化为混合特征向量，然后将不同的混合特征向量分别输入 KNN、朴素贝叶斯（Naive Bayesian）、SVM 和 AdaBoost 四个分类器中来筛除假阳性结节。然而，由于传统算法是根据图像的像素密度和低级描述子来生成特征图的，因此传统算法的检测精度与灵敏度都比较差，整体检测效果不尽人意，且系统自动化程度也不高。

随着医学成像技术的不断发展，胸部 LDCT 图像急剧增多，为深度学习技术在医学图像上的开发提供了数据基础，相应地，越来越多基于 DNN 的检测算法被提出。由于基于 DNN 的算法，特别是基于 CNN 的算法，能自动提取目标物体的低层图像特征和高层抽象特征，对复杂数据的适应能力更强，因此这类算法在肺结节检测任务上获得了比较好的效果，有效地提高了 CAD 系统的检测灵敏度。常用的 CNN 检测网络主要有 U-Net、Feature Pyramid network（FPN）、RPN（Region Proposal Network）、Residual Network（ResNet）和 Retina-Net。目前为止，几乎所有的检测网络都是以上基础网络的变体。例如，Wang 等学者提出了一种自适应结节大小模型（Nodule-Size-Adaptive Model，NSAM），结构类似于 Faster R-CNN，用 Bounding Boxes 来定位候选结节，但由于结节形态的多样性，仅获取结节的大小特征会导致检测结果具有偏向性，导致模型只能识别大结节而忽略了小结节。为了更精准地检测小结节，研究人员提出了混合型网络框架的概念，即将多种网络结构以级联方式组合在一起。Azad 等学者提出了一种具有密集卷积连接特点的 BCDU-Net 网络（Bi-directional ConvLSTM U-Net with Densely connected convolutions），使用不同的卷积融合方式来合并多个特征图以获得结节的复杂特征，提高了检测灵敏度，但由于单一尺度输入造成网络具有固定的感受野，从而使图像噪声严重影响了网络的学习性能，错检率也大幅提高，导致整体系统的检测精度提升幅度不大。

1.3　深度卷积神经网络

1.3.1　深度卷积神经网络的发展

当前计算机视觉中的主流网络结构是卷积神经网络（Convolution

neural network - CNN）。与传统的神经网络相比，卷积神经网络因为引入传统图像处理中的卷积核，所以对图像处理有着天然的优势。自 1980 年起，卷积神经网络便已经踏入研究阶段，但是并没有被广泛地应用。早期比较经典的卷积神经网络是 20 世纪 90 年代提出 LeNet-5，该网络对 mnist 数据集进行训练并测试其效果。2012 年，Hinton 和学生 Alex Krizhevsky 共同设计了 AlexNet 网络，在当时以惊人的成绩一举夺得 ImageNet 比赛冠军，至此卷积神经一战成名，在图像处理领域开启了深度学习的时代，而卷积神经网络便是深度学习中最重要的角色。此后的几年，图像处理领域的纪录一次又一次的被打破。2014 年，VGG 和 GoogLeNet 的提出，深度卷积神经网络在图像处理中有着优越的性能。2015 年，Resnet 为深度卷积神经网络中信息传递提出了解决方案。此后，Mobilenet、SeNet、Faster Rcnn、YOLO、DeepLab、FCN 和 U-net 等一系列优秀的深度卷积神经网络被提出，并且在极短的时间内不断刷新着纪录。至此，深度卷积神经网络在图像处理的各个领域不断取得惊人成就，在图像分类、目标检测、语义分割和图像生成等领域的最佳纪录都是由各类变形的深度学习网络（主要是深度卷积神经网络）所保持，在研究领域逐渐达成了一个共识，在图像处理的领域，深度学习的方法要优于传统的图像处理的方法。

1.3.2　卷积神经网络的结构

卷积神经网络之所以比传统的神经网络更适合处理图像数据，主要是其不仅具有传统神经网络的结构优势，还具备了一些特别适合处理图像的结构特性。本段将根据卷积神经网络的结构对神经网络在图像处理方面的优势进行分析。

（1）局部感知　卷积神经网络是使用局部连接来连接前后层的，目的是用于局部空间特征的提取。针对一张图像来说，空间特征往往是局部的，或者是由多个局部的特征所构成的。卷积神经网络的优越性就在于通过局部感知能够大量减少连接单元。举例来说，当图片的输入大小等于 100 像素×100 像素且隐藏层的大小也是 100 像素×100 像素时，则前后两层的连接数 10^8，这么大的计算量显然是当前算力所无法接受的，如

果改成是 3×3 的局部连接，则前后两层的计算量为 9×10^4，计算量大大降低。因此局部感知是卷积神经网络处理图像的一个重要特性。局部感知的示意图如图 1-4 所示，左图为全连接结构，右图为局部连接结构。

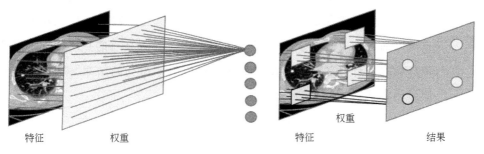

特征　　　　权重　　　　　　　　　特征　　　　　　结果

图 1-4　全连接和局部连接

（2）权值共享　为了能够进一步减少参数，从而使卷积神经网络的结构更加简化，可以使用权重共享。在局部感知中的研究可知，一张图像的输入大小为 100 像素×100 像素，隐藏层的大小也为 100 像素×100 像素，如果用 3×3 的局部连接，则前后两层的计算量为 9×10^4，虽然相比全连接已经大大地下降了，但是参数量还是偏大，因此还需进一步减少参数量，于是引入了权重共享，即同一层的局部连接共享权值。对于大小为 100 像素×100 像素的输入图像，隐藏层尺寸同为 100 像素×100 像素，此时使用 3×3 的局部连接，当使用权重共享时，参数量为 9，相比单纯的局部连接又进一步减少了参数。如图 1-5 所示，如果不共享权值，4 个局部连接权重不一样，而如果共享连接，4 个局部连接的权重时一样的。

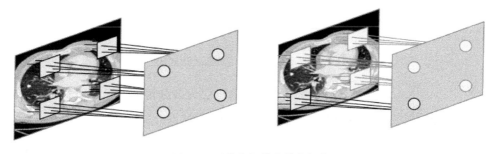

图 1-5　不共享权值和共享权值

（3）池化层 一般来说，池化层分布在两层连续的卷积神经网络之间，池化层的作用有很多，包括对图像进行下采样，减少网络的参数量，增加网络的非线性，提取图像中突出的特征，增加网络的感受野，实现图像的不变性。图像的不变性有尺度不变性、旋转不变性以及平移不变性。针对池化层不同的操作方式：平均池化的目标为图像综合特征提取。对输入特征图，池化层计算池化核内的所有值的平均值；而最大池化会提取计算区域里面最大值作为最终值，得到的结果是图像中相对明显的特征。

（4）激活层 在传统的神经网络中就有使用激活层，主要是为了增加网络的非线性，传统的神经网络如果去掉激活层，那么就退化为线性回归，特征的表达能力就大为减弱。卷积神经网络中沿用了激活层，可以增加卷积神经网络的非线性，加快收敛的速度以及对输出层归一化。常见的激活函数有 Sigmoid、tanh、Softmax、Relu 以及它们的变形。Sigmoid 激活函数主要用于二分类的输出归一化，把卷积网络的输出数值转换成二分类的概率，如式（1-1）所示：

$$\sigma(x) = \frac{1}{1 + e^{-x}} \tag{1-1}$$

Sigmoid 激活函数的表达式图如图 1-6。

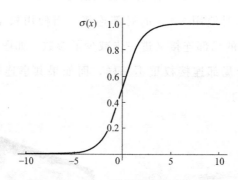

图 1-6 Sigmoid 激活函数的表达式图

Softmax 主要用卷积神经网络输出层为多分类的情况，把卷积网络的输出层转换成多分类的概率，如式（1-2）所示：

$$S_i = \frac{e^i}{\sum_j e^j} \tag{1-2}$$

Softmax 激活函数的表达式图如图 1-7 所示。

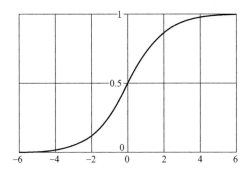

图 1-7　Softmax 激活函数的表达式图

参考文献

[1] World Health Organization. WHO report on cancer：setting priorities，investing wisely and providing care for all ［M］. Geneva：World Health Organization，2020：13-51.

[2] Healthcare Analyst Industry. Global Computer-Aided Detection Market ＄2. 7 Billion by 2025［N］. Analytics in the Healthcare Industry，2019-8-26.

[3] Tang H，Kim D R，Xie X. Automated pulmonary nodule detection using 3D deep convolutional neural networks ［C］. Washington. 2018. IEEE 15th International Symposium on Biomedical Imaging，2018：523-526.

[4] Sluimer I，Schilham A，Prokop M，et al. Computer analysis of computed tomography scans of the lung：a survey ［J］. IEEE transactions on medical imaging，2006，25(4)：385-405.

[5] Bergtholdt M，Wiemker R，Klinder T. Pulmonary nodule detection using a cascaded SVM classifier［C］. San Diego. 2016. Medical Imaging：Computer-Aided Diagnosis. International Society for Optics and Photonics，2016，9785：978513.

[6] Bonavita I，Rafael-Palou X，Ceresa M，et al. Integration of convolutional neural networks for pulmonary nodule malignancy assessment in a lung cancer classification pipeline ［J］. Computer methods and programs in biomedicine，2020，185：105172.

[7] Soliman A，Khalifa F，Elnakib A，et al. Accurate lungs segmentation on CT chest images by adaptive appearance-guided shape modeling ［J］. IEEE transactions on medical imaging，2016，36(1)：263-276.

[8] Alom M Z，Yakopcic C，Hasan M，et al. Recurrent residual U-Net for medical image segmentation［J］. Journal of Medical Imaging，2019，6(1)：014006.

[9] Armato S G，Li F，Giger M L，et al. Lung cancer：performance of automated lung nodule detection applied to cancers missed in a CT screening program ［J］. Radiology，2002，225(3)：685-692.

[10] El-Regaily S A，Salem M A M，Aziz M H A，et al. Multi-view Convolutional Neural Network for lung

nodule false positive reduction [J]. Expert systems with applications，2020，162：113017.

[11] Naqi S M，Sharif M，Lali I U. A 3D nodule candidate detection method supported by hybrid features to reduce false positives in lung nodule detection [J]. Multimedia Tools and Applications，2019，78(18)：26287-26311.

[12] Wang J，Wang J，Wen Y，et al. Pulmonary nodule detection in volumetric chest CT scans using CNNs-based nodule-size-adaptive detection and classification [J]. IEEE Access，2019，7：46033-46044.

[13] Azad R，Asadi-Aghbolaghi M，Fathy M，et al. Bi-directional convlstm u-net with densley connected convolutions [C]. Seoul. 2019. Proceedings of the IEEE/CVF International Conference on Computer Vision IEEE，2019：1-10.

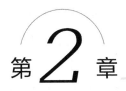

第2章
肺结节检测原理与技术

肺结节检测是进行肺癌早期筛查的有效方法之一。根据放射科诊断报告表示，一名放射科医生对普通胸部 CT 图像的阅片时间为 $15\sim30\text{min}$，对增强扫描图及疑难病症 CT 图像的读片时间则长至 $1\sim2\text{h}$。随着放射科医生工作量的成倍增加，人工阅片的速度已经无法应对海量的胸部 CT 扫描图，因此一个高效、自动化的肺结节计算机辅助设计（CAD）系统对提高医生的诊断效率，减少疲劳性误判、漏判有极大的帮助。本章针对肺结节检测任务和 CAD 系统开发的算法应用进行全面的综述，包括介绍相关的医学影像知识、常用的结节检测评价指标，然后介绍了深度学习，尤其是深度卷积网络（CNN）的基本理论和基本知识，并总结了基于 CNN 网络的深度学习方法相对于传统图像处理方法的优势，最后分类介绍了现有CAD 系统开发的最新研究算法。

2.1 医学影像知识

2.1.1 计算机断层扫描技术

计算机断层扫描技术，即 CT 扫描技术，是利用灵敏度极高的探测器和精确准直的 γ 线、X 线等放射源一起围绕着人的某一个身体部位依次进行多个断面扫描，根据扫描时所使用的不同射线可将 CT 图片分为：γ-CT图片和 X-CT 图片。一般临床上说的 CT 图，是以 X 线束为放射源所建立的 X-CT 图，其成像过程具体为：发射 X 线束在特定厚度层面扫描人体某一器官组织，用探测器接收到透过该层面的 X 线，将探测信息转化为模拟信号，然后通过模数转换器将所测得的模拟信号转为数字信号后就得到了若干个体积相同的长方体，称为体素（voxel），而体素是由多个层面上的 0～255 个不同灰度级别的像素（pixel）组成的。这些数字信号被输入到计算机中，计算该层面各个单位容积上每个像素中的 X 线衰减系数，计算结果按矩阵排列，最后将矩阵信息存储在磁光盘中，并将重建后的 CT 断层图像显示到电视屏上。值得注意的是，不同 CT 扫描装置所得的图像分辨率、扫描层的层距及厚度都不同，有时候为了更完整地显示整个器官，医生可对患者进行多次不同方位的 CT 扫描，以获得多个连续的 CT 图像，从而多角度检查器官中的可疑病灶。

CT 断层扫描系统与传统的 X 线摄影系统都是用相同的能源——X 线来进行图片成像，也就是透过 X 线穿透人体发生衰减的原理来捕捉穿过人体之后的 X 线图，它们之间的不同点在于：①在两者的 X 线探测系统中，CT 扫描通常使用气体或者晶体探测器来获取反射光线信息，然后将探测器所得到的信息输入到计算机中进行处理，这种探测方式比传统 X 线摄影中用的胶片更加敏感，得到的信息也更加准确；②不同于传统的 X 线摄影只能区分 20 级的组织密度，CT 断层扫描图能够分辨差异极小的 X 线衰减值，它能区分的组织密度范围超过了 2000 级，如此高的密度分辨率使 CT 能辨别不同密度等级的内部软组织，例如肺部病灶与相邻的正常组织。CT 扫描系统可用于检查多种组织疾病，它的优势是扫描时间快，且影像的密度分辨率高，它在识别病灶的数目、大小和位置上非常敏感，可以直观地展示普通 X 线平片无法显示的组织病灶。

在 CT 扫描图像中，CT 值是用来表示人体某一个局部组织或器官的密度大小的，当物质的 CT 值越高相当于该物质的密度就越高，用亨氏单位（Hounsfield Unit，HU）表示。用各物质的衰减系数 $\mu_{material}$ 与水的衰减系数 μ_{water} 即可计算其 CT 值，如式（2-1）：

$$CT = \frac{\mu_{material} - \mu_{water}}{\mu_{water}} \times 1000 \tag{2-1}$$

由于人体内不同器官组织的衰减系数各不相同，因此它们的 CT 值也不同，波动范围在 -1000HU 到 +1000HU 之间，而人眼的分辨能力有一定限制，所以放射科医生在进行 CT 阅片时，如果想特别检查某一组织的结构细节，需要选择适合的窗位和窗宽，也就是调整 CT 图像的 HU 值中心及 HU 值范围来观察组织病变情况，在肺部疾病筛查中，窗宽窗位的选择尤为重要，掌握窗技术才能对肺部情况做出完整且正确的诊断。常用的物质及人体组织 CT 值如表 2-1 所示。

表 2-1　不同物质及人体组织的 CT 值

物质	CT 值/HU
水	0
空气	-1000
血液	$+13\sim+15$
脂肪	$-80\sim-100$
骨骼	$+150\sim+1000$
主动脉	$+35\sim+50$
凝固血液	$+70\sim+90$
肺	$-500\sim-900$

胸部 CT 扫描包括纵隔窗与肺窗两个层面，其中设定纵隔窗的窗位范围为 $+30HU\sim+50HU$，窗宽范围为 $+300HU\sim+500HU$，可以较为清晰地观察纵隔内淋巴结的大小，心脏或大血管的位置等；而设定肺窗的窗位范围为 $-600\sim-800HU$，窗宽范围为 $+1300\sim+1700HU$，在此窗宽范围内可以更大程度上观察肺部组织信息，如肺腔、肺叶支气管、血管。此外，比起纵隔窗来说，肺窗对肺部病变肿块的胸膜凹陷征、毛刺征增、形态、分叶等的观察更为清晰，因此进行肺癌诊断时，通常是进行肺窗层面的检查。

LDCT 扫描是为肺癌诊断而专门调整优化的 CT 扫描技术，主要用于肺结节的筛查。LDCT 主要在扫描条件上与常规剂量 CT 不同，因为 LDCT 扫描时的千伏数值和毫安秒比较低，所以对患者的 X 线辐射剂量更少。由于肺部是含有大量气体的组织，不需要大剂量射线就可以成像，所以使用 LDCT 的成像效果与常规 CT 之间的差异不大，图 2-1 展示了 LDCT 扫描技术下得到的不同胸部 CT 切片图例。使用一次 LDCT 进行肺结节筛查的辐射剂量仅仅是常规 CT 的 $1/6\sim1/4$，还能满足影像诊断要求，因此是最值得推荐的肺癌诊断扫描方法。

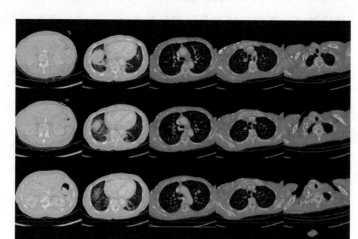

图 2-1 胸部 CT 的断层切片图例

2.1.2 肺结节的医学影像特征

一般情况下，肺结节以圆形浑浊或不规则的病变组织为主要特征，直径分布为 3～30mm，分为单发性肺结节（孤立结节）或多发性肺结节（由 2 个或以上的结节成弥漫性分布）。它们不仅数量复杂，还在大小（直径≤8mm 或直径＞8mm）、形状（圆形、多边形或不规则）、边缘（光滑、分叶状或针状）、位置（边界清晰、近胸膜或近血管）和密度（实心、次实心或磨砂玻璃结节）上也各不相同。

从尺寸上来说，一般 3mm 以下的结节数量较少，基本都是良性结节，恶化风险极低，检测效果不明显，因此通常只会作为观察对象，不过多关注；而大于 3mm 且小于 8mm 的结节是最常见也是最容易被忽略的结节，属于肿块，也称低危型小结节，不一定会发生恶性病变，但在临床中需要密切关注；大于 8mm 且小于 30mm 的结节，其形状特征最容易与其他组织混淆，检测难度最大，且较容易发生恶性病变，状态介于良恶性之间，是进行影像学分析时的重中之重；当 LDCT 中显示的肺结节大于 30mm 时，会被认为是肿瘤，其恶性程度的可能性将大幅度提升，但仍需结合其他影像表现综合判断。从形状纹理上来说，良性结节更多会表现出纹理边缘较为光滑，密度均匀，无明显分叶及毛刺存在，容易出现内部钙化的病灶外形，而恶性结节则多体现在形状不规则、结节空泡、血管聚集、胸膜凹陷、周围有明显毛刺等特征。从结节数量上看，肺结节分为单发性结节与多发性结节，单发性结节在图像上表现出"单一的"或"孤立性"肺结节，而多发性结节从字面上可以理解为出现 2 个或多个异常区域，多由炎症感染、多年吸收有害物质或身体其他部位的癌症扩散到肺部所造成，但多发性结节并不意味着恶性概率更高，这要从其所有结节中选择最为可疑的结节来判断。在很多情况下，肺结节的这些外部特征往往不明显，这增加了人工观测的难度，因此通过使用 CAD 系统进行肺结节检测，可以将图像信息综合处理，从而达到最大化整合有效信息并为医生提供客观的参考意见的目的。总的来说，结节直径大于 8mm、形态特征为亚实性、针状、分叶性的结节更有可能发生恶性病变，因此在早期肺癌筛查时执行肺结节检测是一项具有巨大难度，但也是必要的任务。部分典型的单发性肺结节示例如图 2-2 所示，这些结节类型比较常见，大多数是良性的，患者只要定期复查，根据医生的建议选择适当的时间及早进行手术切除即可。

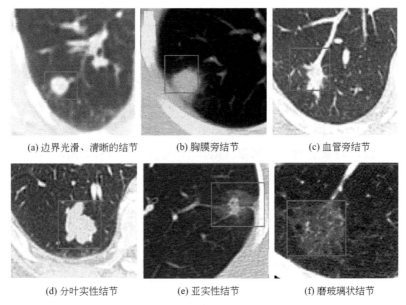

(a) 边界光滑、清晰的结节　　　(b) 胸膜旁结节　　　(c) 血管旁结节

(d) 分叶实性结节　　　(e) 亚实性结节　　　(f) 磨玻璃状结节

图 2-2　典型的单发性肺结节示例

2.2 肺结节检测评价指标

2.2.1 真/假阳性率

在进行系统检测结果验证前，首先要了解真阳、假阳、假阴、真阴性预测样本的定义：真阳性预测样本（True Positive samples，TPs）表示预测结果与真实结果一致的结节样本，假阳性预测样本（False Positive samples，FPs）表示实际上是与肺结节相似的正常肺部组织，但错误地被预测为结节的样本；同理，假阴性预测样本（False Negative samples，FNs）代表的是真实肺结节被预测为了正常组织，也就是漏检结节，而真阴性预测样本（True Negative samples，TNs）代表预测正确的肺部其余组织。它们之间的关系可以用表 2-2 直观表示：

表 2-2　混淆矩阵

预测结果	真实结果	
	1	0
1	TP(真阳性)	FP(假阳性)
0	FN(假阴性)	TN(真阴性)

在肺结节检测过程中，研究人员常常用这四种样本来进行病理性对比分析，图 2-3 展示了这四类不同样本的对比示意图。

真阳性率（True Positive Rate，TPR）和假阳性率（False Positive Rate，TPR）是定量分析结节检测和分类实验结果的主要方法。具体来说，TPR 也称为召回率（Recall）或灵敏度（Sensitivity），指的是 TPs 占所有实际正样本的比例，在本章中也代表 CAD 系统的检测灵敏度，而 FPR 指的是 FPs 占所有实际负样本的比例。TPR 和 FPR 的定义如式（2-2）、式（2-3）所示：

$$TPR = \frac{TPs}{TPs + FNs} \tag{2-2}$$

$$FPR = \frac{FPs}{FPs + TNs} \tag{2-3}$$

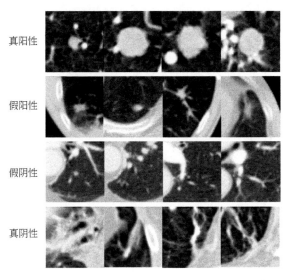

真阳性

假阳性

假阴性

真阴性

图 2-3　真阳、假阳、假阴、真阴性预测样本示例

而 Precision 就是当前划分到正样本类别中，被正确分类的比例（即正式正样本所占比例），就是我们一般理解意义上所关心的正样本的分类准确率，如式（2-4）所示：

$$Precision = \frac{TPs}{TPs + FPs} \tag{2-4}$$

F-Score 就是 Precision 和 Recall 的加权调和平均，如式（2-5）所示：

$$F = \frac{(a^2 + 1)\, Precision + Recall}{a^2\,(Precision + Recall)} \tag{2-5}$$

其中，当 $a = 1$ 时，则 F-Score 即为 $F_1 = \dfrac{2 Precison \cdot Recall}{Precision + Recall}$。

ROC 曲线也是评价模型的常用方法，其最大的好处就是，对于不同正样本和负样本的分布，ROC 曲线的形状大致保持一致。因此可以使用 ROC 来进行模型效果的评估，从而降低由于测试集分布不同产生的影响。ROC 曲线横坐标就是 FPR，而纵坐标就是 TPR，曲线和横坐标的面积值叫做 AUC（Area Under Curve）。AUC 的大小与训练的模型效果成正比。如图 2-4 所示，两个不同的曲线对应不同的模型，实线对应的模型性能要优于虚所对应的模型。

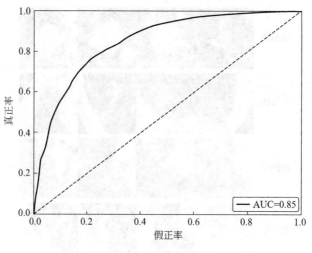

图 2-4 ROC 曲线的例子

2.2.2 竞争性能指标

为了评估和比较不同的算法的检测效果，2009 年的自动结节检测（Automatic Nodule Detection 2009，ANODE09）公开赛中首次定义了竞争性能指标（Competition Performance Metric，CPM），之后在全球各地区举办的或大或小的不同肺癌诊断比赛里，CPM 成为结节检测中的一项必要的性能评价标准，当 CPM 分数越高，代表 CAD 系统的检测精度越好。CPM 是指在七个预定义假阳性率上的灵敏度平均值：$0.125(1/8)$ FPs/CT、$0.25(1/4)$ FPs/CT、$0.5(1/2)$ FPs/CT、1FPs/CT、2FPs/CT、4FPs/CT 和 8 FPs/CT，FPs/CT 代表每份 CT 扫描图下的假阳性预测样本数。CPM 采用式（2-6）来计算：

$$CPM = \frac{1}{7}\sum_{i=FPs} s(i), \ FPs = \left\{ \frac{1}{8}, \ \frac{1}{4}, \ \frac{1}{2}, \ 1, \ 2, \ 4, \ 8 \right\} \qquad (2\text{-}6)$$

其中，i 表示预先定义的 7 个 FPR 水平下每张 CT 扫描图的假阳性样本数，s 表示 CAD 系统的灵敏度。

2.2.3 自由响应操作特性曲线

为了直观地对比不同 CAD 系统的检测性能，采用自由响应操作特性曲线（Free-Response Operating Characteristic curve，FROC）来展示并分析各类开发算法的优缺点。FROC 表示灵敏度与假阳性样本的关系，允许研究人员对每幅 CT 图像上的任意异常进行评估，当 FROC 曲线越高，说明系统的检测性能越好。FROC 是以每份 CT 扫描图下的假阳性样本数为 x 轴，以灵敏度为 y 轴画的曲线。如图 2-5 所示为不同 CAD 系统的 FROC 曲线和 CPM 值。

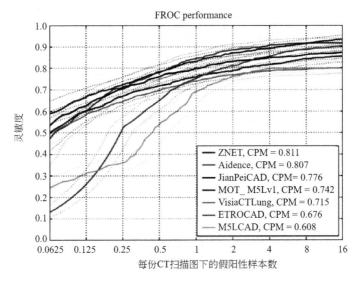

图 2-5　各类 CAD 系统的 FROC 和 CPM

2.3 深度学习方法与传统检测方法的优劣势

随着 GPU 算力性能的突破性提升以及胸部 CT 数据量的快速增加，使得基于 DNN 的方法在医学图像处理中的广泛应用成为可能，尤其是 CNN 网络更是在 CAD 系统开发领域发挥了巨大的影响，显著提高了结节检测任务的灵敏度与准确性。CNN 的设计目的是发现图像之间的潜在关系，并自动提取最具描述性的特征，主要采用端到端的方式来训练，对样本数据的表达更高效准确。CNN 网络通常由三种类型的处理层和激活函数构建：卷积层（Convolutional layer）和池化层（Pooling layer）执行特征提取，可以改变特征图的尺寸的通道，而全连接层（Fully-connected layer）则将提取的每一个特征都映射到最终输出，然后在卷积层或全连接层后面加入一个特定的激活函数来增强线性模型的非线性表达能力，如Sigmoid、Softmax 和 Relu，激活函数是根据不同的分类任务来选择的。然而，传统检测方法是人工驱动的方法，主要是靠人工设计的特征提取器来获取图像特征，并根据具体任务手动选择不同的特征，再使用机器学习分类器对目标特征进行分类，这在很大程度上依赖于研究者的主观判断，且需要复杂的手动调参过程。使用传统方法和典型 CNN 算法进行肺结节检测任务的流程对比如图 2-6 所示。

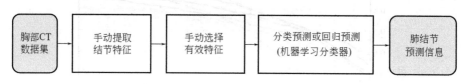

(a) 传统方法的结节检测流程

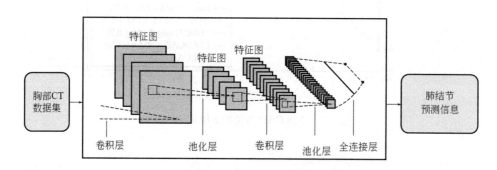

(b) 典型CNN算法的结节检测流程

图 2-6　肺结节检测任务流程

与传统方法不同，CNN 网络在医学图像处理领域还具有以下三方面的优点：

① CNN 网络利用共享的卷积核来发现不同图像类别中的潜在模式，这不仅有利于处理单维数据，也有利于处理高维数据。CNN 的这一特性使其能够从大量的医学图像中挖掘高级语义信息，从而在图像检测和分类任务中获得更好的性能。

② CNN 网络对不同的数据集具有很强的灵活性和自适应能力。由于CNN 是带有近似函数的数学模型，任何可以量化的数据集都可以输入至CNN 网络中进行再训练，以解决回归和分类问题。而传统方法里的特征

提取器和机器学习分类器只能针对特定任务来使用。

③ CNN 网络是基于黑箱操作的设计，能够自动提取每个目标对象对应的描述性和显著性特征。然而，传统方法的难点是根据不同的图像任务手工定义和选择特定的特征，适合数据较少时的操作，随着图像类别数量的增加，特征提取变得越来越费时费力。

2.4　现有检测技术介绍

由 2.3 节可知，将深度学习方法引入肺癌诊断任务中将有效地提升 CAD 的检测性能，尤其是使用基于 CNN 网络改进的算法能有效地优化医学图像的特征提取过程。因此本节按照 CNN 网络的不同算法改进方向，将当前的结节检测和分类算法分为四类并举例详细介绍：多流框架学习算法、迁移学习算法、半监督及自监督学习算法、多任务学习算法。

2.4.1　多流框架学习

多流框架学习是指使用多视图输入数据或融合多个不同网络的优势来进行网络框架开发的算法。应用多流框架学习算法可在原始图像中提取不同类型的复杂特征，从而更好地区分各类形态的肺结节。

Kim 等学者提出了多尺度渐进集成 CNN（Multi-scale Gradual Integration CNN，MGI-CNN）网络，该网络是专为假阳性筛选环节而设计的，MGI-CNN 可从多尺度输入数据中提取肺结节的形态学和上下文特征。MGI-CNN 主要由两个部分组成：渐变特征提取器（Gradual Feature Extraction，GFE）和多流特征集成器（Multi-Stream Feature Integration，MSFI）。Kim 等学者使用 LUNA16 提供的候选结节信息来获取 3 种不同尺度（40 像素×40 像素×26 像素、30 像素×30 像素×10 像素、20 像素×20 像素×6 像素）的 3D 结节块，再将结节块分别送入到"放大"和"放小"两种 GFE 中来提取结节的局部和全局特征，最后用 MSFI 来融合两种特征，得到了优秀的分类结果。虽然 MGI-CNN 能够有效地分层次地整合介绍上下文信息，具有较强的结节分类能力，但他们没有解决图像正负样本不均衡的问题，导致 MGI-CNN 的检测能力很低，无法在 CT 图上端到端地准确识别候选结节。

Zheng 等学者提出了一种新型的最大亮度投影 CNN（Maximum Intensity Projection CNN，MIP-CNN）来进行候选肺结节检测和假阳性筛选，其中 MIP 图像是一组连续切片在各坐标处的最大灰度值的叠加。MIP-CNN 网络框架包括了基于 U-Net 改进的 4 个融合 2D CNN 和一个基于 VGG U-Net 的 3D CNN。具体而言，Zheng 等学者先采用阈值分割、主成分分析和二值化等形态学操作对原始 CT 扫描图进行肺实质的分割，生成不同切片厚度的 MIP 图像作为 2D 网络的输入，分别由四个 2D CNN 模型生成大量不同的候选结节，最后将所有候选结节合并输入到 3D CNN 中以减少假阳性预测样本。Masood 等学者提出了基于多视图输入的 2D mRPN 网络和基于云计算技术的 3D ResNet-10 网络开发一个 CAD 系统。在预处理步骤中，他们先利用中值亮度投影（Median Intensity Projection，MeIP）算法生成 MeIP 图像，然后采用简单的裁剪方法从 MeIP 图像中提取多尺度、多角度、多视角的 3D patches。在候选结节检测步骤中，他们以 VGG16 为网络骨干构建了 2D mRPN（multi-RPN），设置了 7 个不同大小的 2D anchors（4 像素×4 像素、8 像素×8 像素、12 像素×12 像素、16 像素×16 像素、20 像素×20 像素、26 像素×26 像素、32 像素×32 像素）从 patches 中提取复杂特征，同时直接在输出特征图上生成候选结节，然后将 2D ResNet-10 改进为 3D 版本，再将生成的候选结节输入至 3D ResNet-10 中，借助云计算技术在多个云服务器上进行数据处理，以提高训练速度同时减少假阳性预测样本。这两种算法最终都获得了很好的检测结果，但缺点也非常明显，2D CNN 网络忽略了肺结节的空间位置特征，导致生成非常多的假阳性候选结节，而训练 3D CNN 网络来进行候选结节的分类任务，多个网络的训练过程操作很繁琐，且耗时大，对硬件的计算速度要求很高，训练效率低，检测结果难以复现。

2.4.2 迁移学习

迁移学习是指一种将在解决特定任务时获得的知识存储起来，并将该知识应用于其他相关任务的算法。利用在其他数据集上预训练得到的网络参数对模型进行初始化或微调，可以在一定程度上提高 CAD 系统的效率和精度。

Zheng 等学者提出了用 2D U-Net＋＋和 3D MSD-CNN（Multi-Scale Dense CNN）来开发针对小结节识别的 CAD 系统。首先采用与 Liu 等学者相同的方法从矢状面、轴向面、冠状面三个平面上对原始 CT 图进行肺实质分割，并生成不同平面上的 MIP 图像。在候选结节检测阶段，将生成的 MIP 图像作为 2D U-Net＋＋网络的输入，用在 ImageNet 上预训练的网络参数进行模型初始化，再利用 Bounding Boxes 在每个特征平面上滑动，提取类结节 ROI。最后将 ROI 输入用 32 个基本块（Basic Blocks）、5 个过渡块（Transition Blocks）和一个分类块（Classifier Block）构成的 3D MSD-CNN 中，排除可疑的候选预测样本。

Chen 等学者针对 3D 医学图像分割和分类任务，利用迁移学习算法开发了 Med3D CAD 系统，Med3D 包括一个由 ResNet 改进的共享编码器和 8 个简单的解码器分支。Chen 等学者先在多个数据集中收集具有不同的目标器官、扫描区域和组织病灶的图像，组成 3D Seg-8 数据集，并对数据集的图像进行归一化操作，再将数据输入 Med3D 进行分割预训练，根据不同的任务提取特定的图像特征，保存多种医学图像的模型参数，先把 Med3D 编码器改为分类器进行特征分类，然后将上一步保存的模型参数移植到 Med3D 重新训练。

Ardila 等学者用多个网络模型构建了一个端到端的大型深度网络架构，该架构由四个部分组成：①肺分割模型，在 LUNA16 数据集上训练一个 Mask-R-CNN，生成肺 CT 扫描的分割 mask。②癌症 ROI 检测模型，在 LIDC 数据集上预先训练一个改进的 3D 视网膜网络，在 NLST 数据集上进行微调，生成 nodule-like ROI。③全体积模型，在 $1.5mm^3$ 体素大小的 CT 体积上训练一个 3D 膨胀的初始 V1，用于癌症预测，并对 ImageNet 上训练的检查点进行微调。④癌症风险预测模型，采用 3D 空间从②③模型的输出中提取特征，利用节点级局部信息和整个 CT 体积的全局上下文，进行最终的恶性肿瘤预测。

2.4.3　无/半/自监督学习

半监督学习方法可以用于从数量非常有限的标签数据和大量的未标签

数据中自动提取特征。相比之下，无监督学习方法用于训练无标签数据，而自监督学习是一种充分利用无标签数据生成有监督特征学习所需信息的方法，在训练数据不足的情况下，半监督/无监督学习算法可以提高肺癌诊断的准确性。

Wang 等学者提出了一种 FocalMix 方法，该方法利用了用于 3D 医学图像处理的最新半监督学习（SSL）算法。FocalMix 方法主要包括三种优化策略来提高肺结节分析的有效性：软目标焦损失、锚级目标预测模型和混合增强。使用标签图像和未标签图像作为输入数据。首先，根据标签框对图像中的训练锚点进行分配，利用目标预测模型提取未标签图像中的训练锚点。同时，采用传统方法和基于 CNN 的方法，以 SSL 方式设计目标预测模型，包括图像变换、形态学操作和 FPN 的 3D 变体。然后对每个输入批处理进行图像级混合和对象级混合两级混合增强。此外，利用软目标焦损失对未标签数据进行训练。实验证明，该方法的性能优于有监督的基准，并且易于移植到其他现代 SSL 框架中。

MG（Model Genesis）网络系统由 Zhou 等学者设计。MG 由不同的 2D/3D 源模型组成，使用统一的自监督学习方法从未标签的图像中训练。该系统采用编解码器结构，可用于不同的成像任务。MG 合并了四种新的转换：非线性、局部变换、外画和内画，以恢复解剖模式。MG 从不同的角度（外观、纹理、上下文等）进行训练，通过变换操作将所有任务统一为一个图像恢复任务。在包括图像分割和分类在内的五个目标任务中，从 MG 调优的模型优于从零开始学习的模型和任何 2D 模型。

Liu 等学者开发了一个使用自我监督学习的 CAD。该 CAD 系统的整体框架由一个 3D FPN 和一个高灵敏度和特异性（HS2）网络组成。在预处理步骤中，采用高斯滤波等传统方法对肺区进行分割。然后采用带有自监督的预训练 ResNet-18 的 3D FPN 对候选结节进行识别，利用多尺度特征提高结节的分辨率，并采用并行自顶向下的路径转移高级语义特征以补充低级语义特征。为了减少假阳性，本研究使用由 2 个卷积层和 3 个全连接层组成的 HS2 网络，在位置历史图像（Location History Images，LHI）上跟踪连续 CT 扫描图中每个候选图像的外观变化。

2.4.4　多任务学习

多任务学习是同时解决多个学习任务，找出任务之间的共性和差异的一种学习算法。与单任务学习算法相比，多任务学习算法可以分别提高不同的学习任务模型的准确性。

Liu 等学者提出了一种带边际排名损失的多任务 2D CNN（MTMR-Net）来构建用于结核分析的 CAD 系统。MTMR-Net 由两个 Siamese 网络结构的 2D 神经网络组成，用于结节良恶性分类任务和属性分数回归任务。此外，采用边缘值排序损失对模糊结节进行进一步分类，提高了网络的识别能力。每一个 2D CNN 分别由特征提取模块、分类模块和回归模块构建：①基于残差块设计特征提取模块，使用预先训练好的 ResNet-15 的参数进行训练。②分类模块包含一个全连通层，然后进行交叉熵损失，最后进行良恶性分类。③回归模块由两个完全连接的层和均方误差损失组成，用于最终的属性得分预测（内部结构、钙化、球状、边缘、针尖、分叶和纹理）。

通过对上述肺结节检测的不同算法研究，证明了 CNN 网络在肺结节自动分析方面取得了显著进展，各种先进的基于 CNN 的改进算法被应用于提高结节检测和分类任务的准确性和敏感性，从而显著提高了 CAD 系统在肺癌早期诊断的有效性。尽管随着 CT 扫描技术和深度学习方法的普及，出现了越来越多的智能 CAD 系统。然而，目前的算法普遍存在一些问题需要解决，以上提到的方法均用于多个大型数据集或者多个不同的网络分别进行肺实质分割、候选结节检测和假阳性筛查实验，这种网络训练方法不仅需要海量的原始 CT 数据，还对实验的硬件资源与研究时间开销的要求非常高，针对此问题，本书合并候选结节检测与假阳性筛查阶段，选择在多流框架学习的基础上进行优化，提出集成端到端的 3D 多尺度多流融合卷积网络和非极大值抑制算法来直接生成最终的肺结节预测样本，极大地提高了 CAD 系统的检测效率及灵敏度。

2.5 常用数据集

本章的实验是基于 LUNA16 （Lung Nodule Analysis 2016） 挑战赛中提供的公开数据集上来进行的，该数据集也简称为 LUNA16。LUNA16 来源于最大的公开可用的胸部 CT 图像参考数据库 LIDC-IDRI （Lung Image Database Consortium and Image Database Resource Initiative）。LIDC-IDRI 数据库提供了 1018 张原始胸部 CT 扫描图，每张 CT 图都有相应的 XML 标签文件，这些标签文件上的肺结节信息是由 4 名经验丰富的放射科医生通过两轮注释和对比收集而来的。由于这 1018 份 CT 数据的采集方式多种多样，其包含的肺结节种类和大小也有较大的区别，根据美国放射学会及权威专家的建议，肺结节诊断应该使用薄层的 CT 扫描图，所以 LUNA16 筛除了切片厚度 （Slice Thickness） 大于 2.5mm 的、切片间距 （Slice Spacing） 异常的扫描图，最终选出 888 张 LDCT 扫描图。所有的 CT 扫描图都以 MetaImage （mhd. /raw. ） 文件保存，CT 扫描图可以看作是由 200 层以上的 2D 切片组成的 3D 矩形图，如 2-7 所示。

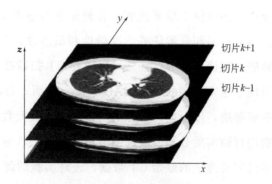

图 2-7　由 2D 切片组成的 3D 胸部 CT 图

LUNA16 数据集被划分为 10 个子集，所有子集都被压缩为 zip 文件保存。在 888 张 CT 扫描图上，4 名放射科医生总共进行了 36378 次标注，标注的肺结节信息被分为了三类：非结节病变、结节直径大小≥3mm 和结节直径大小<3mm。肺结节的病变类型种类多样，它们都会构成肺部异常，对不同的临床诊断都有重要的意义。通常而言，由肺炎、肺结核这类

疾病导致患者的肺部出现结节的话，肺结节大小都比较小，治疗手段也更简单。然而当肺结节直径越大，数量越多，位置越靠近时，引发肺癌病变的可能性就越大。因此，LUNA16 只选取了至少有 3 名放射科医生同时标注，且直径大小≥3mm 的 1186 个肺结节标签作为阳性参考样本。其余标签信息则被分为不相关样本（包括少于 3 名放射科医生同时标注的 1104个样本，直径大小＜ 3mm 的 11509 个样本，以及 19004 个非结节病变标签样本），这些位置上标注的不相关样本在最后的实验分析中既不视为假阳性，也不视为真阳性，所有包含结节位置及直径大小的标签信息都保存在 csv 文件中，如表 2-3 所示。

表 2-3　CT 图的结节标签信息示例表

seriesuid	coordX	coordY	coordZ	diameter
1.3.6…405	2.442	172.465	−405.494	18.545
1.3.6…217	−124.834	127.247	−473.064	10.466

seriesuid 表示特定患者的 CT 扫描图序列号，coordX、coordY、coordZ 表示特定肺结节中心在该 CT 扫描图中的世界坐标（也称为物理坐标，坐标单位为 mm），diameter 代表该结节的直径大小，长度单位也为mm。为了方便后续的图像训练，本书需要先将位置信息的世界坐标系映射到笛卡尔坐标系上，也就是用以（0，0，0）为原点的体素坐标来表示，转换公式如式（2-7）所示：

$$voxel = \frac{world - origin}{spacing} \tag{2-7}$$

其中，$world$ 表示世界坐标，$origin$ 表示世界坐标下的 CT 图像坐标系原点，$spacing$ 则是图像的体素间距尺寸。

在本章中，参考 LUNA16 的竞赛标准，使用 888 位患者的低剂量胸部 CT 扫描图作为实验数据集，其中断层切片数为 227225 层，即一共有227225 张 2D 胸部切片图，里面包含了 1186 个已标注的肺结节，具体的结节大小和数量分布如图 2-8 所示。

Ndsb 数据集包括 1000 张来自高危患者的 DICOM 格式的低剂量 CT扫描图，每份影像包括数百张胸腔轴向切片。每张图像都有可变数量的2D 切片，这些切片可以根据扫描的机器和患者的情况而变化。CT 的注释

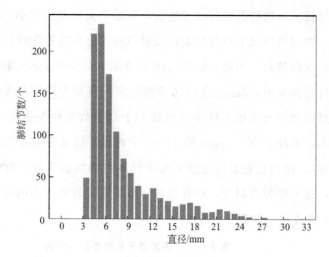

图 2-8　LUNA16 数据集中的结节大小和数量分布图

文件保存在 csv 文件中，包含 patientid（患者唯一病例号）以及 cancer（是否患有癌症）信息。

Dicom 又称为医学数字成像和通信，同时是 Dicom 医学图像和相关信息的国际标准（ISO 12052）。Dicom 成像又包括 CT 影像的所有像素值以及 CT 影像的相关数据，如图像类型、方向、原点坐标等。放射医疗等诊断设备成像的标准为 Dicom 格式，X 线、CT、核磁共振、超声等诊断手段通常使用其作为标准。

对于医学影像，图片的像素值又被称为 HU（Hounsfield Unit），它是一个整数，用来对物质放射密度量化值进行解释。CT 影像包含有上百张切片，每张切片像素点固定值为 512×512。Dicom 为标准医疗影像格式，每个像素点由 2 字节组成，而每张 CT 切片占用的内存为 512kB。表 2-4 记录了人体常见部位的 HU 值。

表 2-4　人体常见部位 HU 值

部位	HU 值
空气	−1000
肺	−500
脂肪	−100～−50
水	0

续表

部位	HU 值
脑脊液	15
肾	30
血液	+30～+45
肌肉	+10～+40
灰质.脑或脊髓中的灰色神经	+37～+45
白质.脑或脊髓中的白色神经	+20～+30
肝	+40～+60
软组织	+100～+300
骨	+700(cancellous bone 松质骨)～ +3000(cortical bone 皮质骨)

人体组织在 CT 上具有 2000 种不同的灰度，CT 扫描根据人眼可分辨的 16 个灰阶计算出人眼能够分辨的 CT 值差：2000/16＝125HU。研究表明，+20～+70HU 是人体软组织主要的 HU 值分布，然而人体眼部可以分辨的差值需要大于 125HU，这给人眼对 CT 影像分辨带来了问题。为了将 CT 值差值相对较小，给人眼分辨造成困难的组织显示出来，可以使用不同的窗位（window level，WL）和窗宽（windowing，WW）对不同部位进行调整。

人体器官密度并不相同，肺部主要是密度较低的含气组织，在 CT 下会呈现黑色；纵隔中的主要组织是密度大的食管、心脏等，在 CT 中呈现白色。肺部窗宽（windowing）是指 CT 图像上的 CT 值所处的范围，在给定的特定分辨范围中本研究可以与纵隔窗中的其他结构进行区分；窗位是对窗宽的最大值和最小值取平均。常用的 CT 窗位、窗宽见表 2-5。

表 2-5　常用的 CT 窗位、窗宽

肺部 CT	HU 值
肺窗	WW 1500～2000HU WL −450～−600HU
纵隔窗	WW 300～500HU WL 40～60HU

参考文献

[1] Van Ginneken B，Armato III S G，de Hoop B，et al. Comparing and combining algorithms for computer-aided detection of pulmonary nodules in computed tomography scans：the ANODE09 study [J]. Medical image analysis，2010，14(6)：707-722.

[2] Egan J P，Greenberg G Z，Schulman A I. Operating characteristics，signal detectability，and the method of free response [J]. The Journal of the Acoustical Society of America，1961，33(8)：993-1007.

[3] Setio A A A，Traverso A，De Bel T，et al. Validation，comparison，and combination of algorithms for automatic detection of pulmonary nodules in computed tomography images：the LUNA16 challenge [J]. Medical image analysis，2017，42：1-13.

[4] Kim B C，Yoon J S，Choi J S，et al. Multi-scale gradual integration CNN for false positive reduction in pulmonary nodule detection [J]. Neural Networks，2019，115：1-10.

[5] Zheng S，Guo J，Cui X，et al. Automatic pulmonary nodule detection in CT scans using convolutional neural networks based on maximum intensity projection [J]. IEEE transactions on medical imaging，2019，39(3)：797-805.

[6] Masood A，Yang P，Sheng B，et al. Cloud-based automated clinical decision support systemng cancer in chest CT [J]. IEEE journal of translational engineering in health and medicine，2019，8：1-13.

[7] Zheng S，Cornelissen L J，Cui X，et al. Efficient convolutional neural networks for multi-planar lung nodule detection：Improvement on small nodule identification [J]. arXiv e-prints，2020，arXiv：2001.04537.

[8] Chen S，Ma K，Zheng Y. Med3d：Transfer learning for 3d medical image analysis [J]. arXiv e-prints，2019，arXiv：1904.00625.

[9] Ardila D，Kiraly A P，Bharadwaj S，et al. End-to-end lung cancer screening with three-dimensional deep learning on low-dose chest computed tomography [J]. Nature medicine，2019，25(6)：954-961.

[10] Wang D，Zhang Y，Zhang K，et al. FocalMix：Semi-supervised learning for 3D medical image detection [C]. China. 2020. Proceedings of the IEEE/CVF Conference on Computer Vision and Pattern Recognition. IEEE，2020：3951-3960.

[11] Zhou Z，Sodha V，Siddiquee M M R，et al. Models genesis：Generic autodidactic models for 3d medical image analysis [C]. Shenzhen. 2019. International Conference on Medical Image Computing and Computer-Assisted Intervention. Springer，2019：384-393.

[12] Liu J，Cao L，Akin O，et al. Accurate and robust pulmonary nodule detection by 3D feature pyramid network with self-supervised feature learning [J]. arXiv preprint arXiv：1907.11704，2019：1-15.

[13] Liu L，Dou Q，Chen H，et al. Multi-task deep model with margin ranking loss for lung nodule analysis [J]. IEEE transactions on medical imaging，2019，39(3)：718-728.

[14] 苏友恒，邱丹红. 窗口技术在CT检查中的应用体会 [J]. 实用医技杂志，2007，014(005)：560-561.

[15] Armato III S G，McLennan G，Bidaut L，et al. The lung image database consortium (LIDC) and image database

resource initiative（IDRI）：a completed reference database of lung nodules on CT scans［J］. Medical physics，2011，38(2)：915-931.

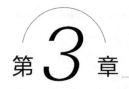

第 **3** 章

基于目标检测的 U-Net 构建与肺结节候选检测

目标检测是为了识别图像中特定的物体对象，然后获得对象的形态信息或者位置坐标，可看作一个分类问题。随着人工智能技术的飞速发展，深度学习算法已经在目标检测领域取得了巨大的进展。近年来，多种主流的深度卷积网络框架先后涌出，可分为两类：以 Faster R-CNN、R-CNN、FPN 为代表的 two-stage 检测算法；以 YOLO、SSD 为代表的 one-stage 检测算法。在肺结节检测任务中，由于原始胸部 CT 图像是 3D 数据，涉及的数据量很大，虽然使用 two-stage 算法能够有效地提高检测准确性，但该类算法的计算复杂度高，在训练时间和空间上开销很大，对硬件的计算速度和内存容量有很高的要求；而使用传统的 one-stage 算法虽能加快检测速度，但其检测精度不尽人意。因此，基于 GPU 内存限制，本章将探索检测速度较快且检测准确度较好的深度卷积网络框架。

U-Net 网络因其分割小目标的效果出色，结构可扩展性强，常用于医学图像分割任务上，本章借助其能在像素级上高效实现特征分类的特点，采用了 2D U-Net 的编码-解码-跳跃连接结构作为基础网络框架，还根据结节的医学影像特点对传统 U-Net 进行框架修正。同时，引入了 ResNet 残差单元来构建检测网络，加深网络深度，减少特征冗余，且还能有效提取结节的语义特征。此外，为了提高检测精度和加快区域目标获取速度，本书提取了 Faster R-CNN 中的 RPN 输出层来直接在特征图中生成候选结节预测框，同时进行分类与回归任务，从而构建新的 one-stage 残差区域建议网络 3D R²U-Net（ResNet-RPN-U-Net），并在 LUNA16 数据集上进行算法测试。

在本章中，首先介绍实验所采用的 LUNA16 数据集和数据预处理的具体算法流程（包括肺实质分割与训练数据获取），接着详细叙述 R²U-Net 网络的构建过程及相关优化算法，最后通过实验验证算法的有效性并进行详细的数据分析。实验结果表明，R²U-Net 获得 84.1% 及 93.8% 的 CPM 分数和整体检测灵敏度，大幅度提高了传统 2D U-Net 网络的结节检测性能。

3.1　肺实质分割

原始的低剂量胸部 CT 图片中包含许多无关的干扰信息，包括胸腔骨骼、肺部伪影、血管及气管等，这些干扰信息会影响 CAD 系统的工作效率从而降低肺结节诊断的准确率，因此，肺实质分割是进行肺部 CT 图像分析前的重要环节。由 1.2.1 可知在以肺结节检测为主要任务的 CAD 系统开发中，采用 RB 算法比使用深度学习方法进行肺实质分割不仅同样能够达到出色的分割效果，而且所需的实验时间、硬件资源开销更少，因此本章也采用 RB 算法来实现自动化分割肺实质。

由于肺部充斥大量的空气，与其周围的骨骼或其余血管组织对比，它们的 CT 值差异较大，根据这个特点，本研究使用阈值分割、高斯滤波、凸壳操作等多种 RB 算法组合来从原始胸部 CT 图像中分割肺实质，最终在保证获得完整肺部主质的情况下去除了大部分的干扰信息。

3.1.1　图像预处理

（1）灰度-HU 值转换　原始的胸部 CT 扫描图像是由多层切片组成，而每层切片又由不同灰度值的像素来表示的，反映了组织器官对 X 线的衰减程度。胸部 CT 图上的低密度区通常表示含气体多的肺实质部位；而高密度区则表示人体骨骼。在不同的 CT 扫描仪中，它们的型号与参数设置情况也会有所不同，这种情况会导致研究人员在读取原始 CT 图的过程中出现扫描切片的每个像素大小不统一的情况，即 CT 图的像素值或者灰度值与 HU 值不符，因此需要对原图像素进行灰度-HU 值转换，公式如式（3-1）所示：

$$HU = P \cdot S \cdot I \tag{3-1}$$

其中，P、S、I 分别表示 CT 扫描切片的像素值、斜率和截距。

（2）高斯滤波降噪　由于 LDCT 扫描方式决定了发射至患者身上的 X 线光子量较少，所以大部分 CT 中会存在伪影、量子噪声等干扰因素影响图像质量，对此本书采用高斯滤波来平滑像素图，有效地抑制噪声，同时更多地保存原始图像的总体灰度分布特征。由于高斯滤波器的数据输出为滤波器窗口内的像素均值，而像素的模板系数与模板中心距离呈反比例关系，因此图像的模糊性会更小。每个切片像素的模板系数可由式（3-2）计算得出：

$$H(x,y) = \frac{1}{2\pi\sigma^2} e^{-\frac{(x-k-1)^2+(y-k-1)^2}{2\sigma^2}} \tag{3-2}$$

其中，$(x，y)$ 表示像素坐标，σ、k 分别表示高斯分布的标准差和窗口模板大小，依次设为 1 和 2，本书再将得到的模板与每层切片进行卷积计算即可获得图像质量较高的 CT 图。

（3）图像二值化　在 2.1.1 中，了解了各个器官组织都有其特定的 HU 值范围，而胸部 CT 图中，肺实质内部大部分都是空气，肺部边缘与外围的骨骼躯干、支气管、血管及外部空气间的 HU 值差距较大，故此采用阈值分割法来对每层切片进行二值化处理能够最快且简单地区分肺实质与其余外围组织。具体实现方法是：分别设置 HU 值阈值、连通域的面积阈值及偏心率（Eccentricity）阈值为 $-600\mathrm{HU}$、$30\mathrm{mm}^2$、0.99，先对每一层切片，从左到右、从上到下的方式扫描每个像素值，将 HU 值小于 $-600\mathrm{HU}$ 的像素设为目标区域，其余设为背景区域，但此时图上还存在一些高亮度的径向图像噪声，肉眼看上去是形状为不规则球形，面积较小的 2D 白色块状体，与结节类似，容易混淆检测结果，因此本研究接下来将二值图像像素进行连通域标注，再计算每个连通域的面积与偏心率，然后去除面积小于 $30\mathrm{mm}^2$ 或者偏心率大于 0.99 的连通域，最后得到了肺实质与其余干扰性组织区分较明显的二值化胸部 CT 图，如图 3-1(b) 所示。

3.1.2　肺实质初定位

预处理后的 CT 图像实际上并没有把肺实质和背景躯干（包围在四周的弧形影像）精准地分割开来，肺实质与背景躯干中的空气还有所混淆，且还存在体积较小的肺泡、各级血管（除肺实质外的不规则影像）与肺实质相邻，所以该步骤将剔除大部分干扰信息，初步定位完整的肺实质连通域。

由于肺实质的体积远比背景躯干小，因此设置体积范围为 $[0.68L, 7.5L]$，首先计算上一步骤中得到的二进制 3D 矩阵中的所有连通分量的体积，只保留那些不触碰矩阵边缘、体积在 $[0.68L, 7.5L]$ 之间的连通分量。这一步之后，通常只剩一个与肺实质相对应的 3D 连通分量，但也有可能还存在一些位置分散且相邻的组织分量。与那些分散的组织分量相比，肺实质始终位于图像的中心位置，且面积较大。因此，对应每层切片的每一个连通域，本研究统计它们到图像中心的平均距离及其面积。然后设置面积阈值与距离阈值分别为 $6000mm^2$ 和 $62mm$，再遍历判断每个连通域，移除面积小于 $6000mm^2$、距离大于 $62mm$ 的组织分量，最后将剩余的连通分量合并，则可初步定位获得肺实质掩码 mask，如图 3-1(c) 所示。

3.1.3　肺实质轮廓修补

由于肺实质内部及其边界轮廓初也存在大量的气管和支气管，因此在上述操作后，造成了肺实质内部存在一些细小的无关孔洞和凹凸不平的肺实质轮廓边界，因此需要对肺实质内外部轮廓进行修复，以获得完整、光滑的肺实质区域。

（1）孔洞填充　如果直接对肺实质掩码进行膨胀操作，容易将肺实质中间无关的胸部骨骼也包含进去，因此本书需要将肺部掩码分成左右两个面积相似的单边独立的肺块，然后再分别对左右肺进行填充操作。

① 先遍历每一层切片，判断 mask 中连通域的个数：a. 如果个数大于1，则从左到右依次计算每个连通域间的面积比，若比值小于特定阈值 4.8，则该两个即标为左右肺 $mask_L$ 和 $mask_R$，否则就剔除面积较小的连

通域，之后再重复本操作；b. 如果个数等于 1，则说明左右肺连接在一起，对 mask 进行多次形态学腐蚀运算直到将 mask 分解成两个或两个以上的连通域后再重复 a 操作。

② 然后对 $mask_L$ 和 $mask_R$ 分别进行形态学膨胀运算直至它们的轮廓边界恢复到原始的位置，再将左右肺合并即可得到孔洞填充后的 mask，效果如图 3-1(d) 中的肺实质 mask 所示。

（2）凸壳掩码　肺实质外壁中存在有一些细小结节，而上一步获得的 mask 还没有包含这些结节，为了减少漏检，用计算肺实质 mask 的凸壳的方式来获得附着在外壁上的多余结节。

凸壳在数学上的定义：给定一个集合 X，集合中的元素值范围在实数向量空间 V 内，所有包含 X 的凸集的交集 S 即为 X 的凸壳，换句话说，X 内所有元素（X_1，X_2，…，X_n）的全部凸组合就可以构建 X 的凸壳。在计算机图像上，凸壳可看作刚好包含所有元素点的最小凸边形。本章采用最优地凸壳算法——格雷厄姆扫描法（Graham's scan）来获取肺实质凸壳 mask。

① 分别将 $mask_L$ 和 $mask_R$ 中的像素坐标 y 的点集进行排序，找到坐标最小的点，作为凸壳的基点；

② 从基点开始以逆时针方向，对每一个点进行极角排序，也就是逐个找出位置最凸的点放入堆栈；

③ 按照堆栈里所有的点的顺序连接起来便得到肺实质边界的 2D 凸壳；

④ 由于部分切片的肺实质呈现 2D 切片是呈月牙形状的，直接计算它们的凸壳面积可能会包含有很多无关的多余组织，因此，当肺实质 mask 的凸壳面积大于它本身的 1.5 倍，则保留原来的肺实质 mask，不做凸壳扩充；

⑤ 最后将左右肺实质的凸壳合并即可得到完整的凸壳 mask，如图 3-1(e) 中的凸壳 mask。

（3）边缘平滑　采用迭代采样点算法来平滑处理肺实质的边缘曲线。提取肺实质 mask 轮廓边缘的全部像素点 {i}，连接这些像素点得到 mask 的凹凸边缘，然后依次将所有点以牛顿-柯特斯公式（Newton-Cotes

Formula）进行计算，则可修整这些凹凸点，计算公式如式（3-3）所示。经过多次迭代计算后，这些边缘像素点即近似服从线性关系，据此可达到边缘平滑的效果，平滑后的肺部边界轮廓如图 3-1(f) 所示。

$$d_i = \frac{(-1)^{m-i}}{mi!\ (m-i)!} \int_0^m \prod_{k=0,\ k\neq i}^m (i-k)dt，\{i=0，1，\cdots，2s；m=2s\}$$

$$(3\text{-}3)$$

其中，i 为当前像素点，s 为像素点总数。

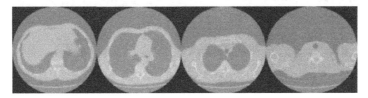

(a) 原始胸部CT断层切片图

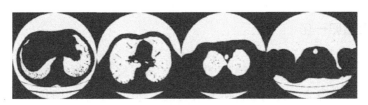

(b) 预处理后的切片图

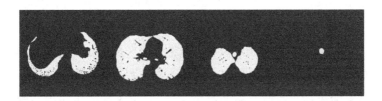

(c) 肺实质的初定位

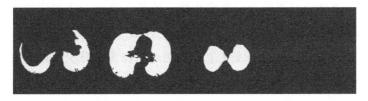

(d) 肺实质掩码

图 3-1

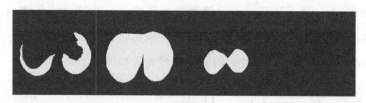

(e) 凸壳掩码

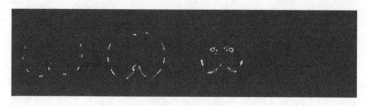

(f) 肺实质边界轮廓

图 3-1　原始胸部 CT 断层切片图及处理后的切片图

3.1.4　灰度值归一化

对原始 CT 图进行归一化操作，只保留 HU 值在阈值范围 [-1200，600] 的像素，再线性转换为灰度值于 [0，255] 的图像，然后将图像乘之前步骤中得到的凸壳 mask 获取肺实质凸壳分割图，凸壳 mask 之外的像素值都设为 170（其余正常组织的亮度值）。另外，由于肺实质周围的区域包含一些亮度高的组织区域，即骨骼，而钙化结节也属于高亮度组织，它们很容易被混淆，因此本章选择将骨骼区域用 170 的像素值来填充，使它们看起来与正常组织相同。具体而言，首先将肺实质 mask 和凸壳 mask 按位异或操作，获取多余的骨骼 mask，再将肺实质凸壳分割图中与骨骼 mask 相对应位置上的所有大于 210 的像素值也都设为 170。最后，在 x、y、z 维度上对图像进行裁剪操作，使肺实质每一边的边缘与图像边缘的距离都为 10 像素，最终获得的肺实质分割图如图 3-2 所示。

采用 RB 算法对原始 CT 扫描图进行肺实质分割可以有效地剔除无关组织信息，同时还能修复因血管、支气管等造成的肺实质轮廓边缘缺口，这样对肺部的观测更加方便，同时也能降低因无关组织图像对检测网络训练的影响。

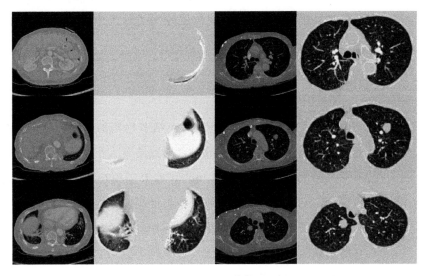

图 3-2　胸部 CT 切片的最终肺实质分割结果

3.2　数据预处理与增强

3.2.1　图像裁剪

尽管本章在肺实质分割时已经对原始 CT 图像进行了裁剪，然而，由于 GPU 内存的限制，在训练过程中，将整个肺实质 CT 图作为模型的输入对于 3D CNN 网络而言仍然是非常大的负担，因为当 CT 图的分辨率保持在一个良好水平时，即使单个样本在训练时占用的内存也超过了主流 GPU 的最大内存。

为了解决内存消耗的问题，本章采取图像裁剪的方法，从每张肺实质 CT 图的不同区域中截取多个尺寸较小的 3D patches 单独输入到网络中，patches 的大小设为 128 像素 × 128 像素 × 128 像素（Slice × Length × Width），patches 的获取有 2 种方式：①以标注的结节坐标信息为中心值，直径大小为取值范围，生成随机值坐标，再从肺实质 CT 图中以随机值坐标为中心裁剪 patches，使每张 patch 中至少包含一个完整结节，但结节位置不一定位于 patches 的中心；②在肺实质 CT 图中随机选取位置来裁剪

patches，patches 可能不包含任何结节，以此来保证足够的阴性样本的输入覆盖。如果 patches 的裁剪位置超出了肺实质 CT 图的边界范围，超出部分的像素值则填充为 170。

3.2.2　数据增强

由于 LUNA16 挑战赛是偏向小结节检测的，因此原有数据集中小结节的数量远远多于大结节的数量，导致结节大小分布非常不平衡。大部分结节的直径大小分布在 3～10mm，如果采用均匀采样的方式生成网络的输入数据，则训练出来的网络模型会更倾向于检测小结节，而忽视了大结节的形态特征，但这样的网络倾向性是多余的，因为通常大结节比小结节具有更明显的癌变特征。因此，为了解决这个问题，并增强网络模型的泛化性，本章在训练集中加大了大结节的采样频率：首先将所有包含肺结节的 patches 数量增多 1 倍，然后将结节直径大于 10mm 的 patches 数量增加 2 倍，再将结节直径大于 25mm 的 patches 数量增加 6 倍，以增大大结节的数据权重。

另外，为了解决正负样本不均衡以及样本的数据类型过少的问题，避免模型出现过拟合的情况，本章通过随机对 patches 进行以 $[0.75, 1.25]$ 范围内的缩放比例，在 x、y、z 方向的翻转，在切片平面上以 $\{90°, 180°, 270°\}$ 角度的旋转等多种图形变换操作实现数据增强。同样的，超出 patches 边界部分的像素值则填充为 170。通过上述操作，增加了阳性及阴性样本的多样性，同时扩充了数据量，图 3-3 展示了不同数据增强方式的对比切片图。

对于深度 CNN 网络而言，网络的性能效果会随着不同的输入数据产生比较大的变化，本章采用了图像裁剪及数据增强来获取大量的多类型训练数据，相当于让网络模型更加熟悉多种肺结节的变体形式，提高了模型的学习能力。最终，本章将原有 888 份 CT 扫描图扩充至 6000 个 3D patches，也就是将 227225 张 2D 断层切片图扩充到 768000 张，以此作为训练网络的输入数据。

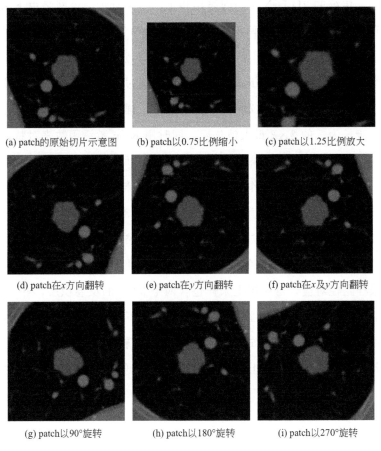

(a) patch的原始切片示意图	(b) patch以0.75比例缩小	(c) patch以1.25比例放大
(d) patch在x方向翻转	(e) patch在y方向翻转	(f) patch在x及y方向翻转
(g) patch以90°旋转	(h) patch以180°旋转	(i) patch以270°旋转

图 3-3　不同数据增强方式的对比切片图

3.3　R^2U-Net 网络构建

3.3.1　U-Net 框架修正

2015 年，Ronneberger 等学者提出 U-Net 网络，至今为止被广泛地应用在多种医学图像处理任务中。U-Net 能够在医学图像分割与定位检测中能够有如此良好的表现主要因为医学图像语义信息较为简单，且内部结构较为固定，例如低剂量胸部 CT 图像中就具有较为直观的肺实质轮廓结构，所以如何更好地利用深层语义信息与浅层纹理信息是关键点，而 U-Net 中的跳跃连接（Skip-connection）就可以很好地利用这些信息。

　　传统的 2D U-Net 的网络结构如图 3-4 所示。该网络由下采样编码路径与上采样解码路径两部分组成，它是一个类 U 形结构，下采样过程可以捕捉深层语义信息，而上采样过程可以逐步恢复图像分辨率。U-Net 网络的特征提取过程：下采样编码路径先通过对输入图像进行多次卷积操作来逐步获取其高层语义特征，每一层下采样包括两个 3×3 的 2D 卷积层一个步长为 2 的 2×2 最大池化层，同时用 Relu 激活函数来对特征图进行非线性变换，每次下采样后，都能特征图的尺寸都被缩减，而通道数乘 2，一共有 5 次下采样操作。当输入为 572 像素×572 像素的图像，经下采样编码路径后即得到通道数为 1024，尺寸为 32 像素×32 像素的特征图。然后再将提取到的特征图输入到上采样解码路径中，通过反卷积操作来实现特征图尺寸的放大及通道数的降低，从而使图像恢复更高的分辨率，与下采样路径对应，每一层上采样包含两个 3×3 的反卷积层，并采用 Relu 激活函数增加其非线性性，中间把上采样和下采样过程中同层提取的特征图用 Skip-connection 方式级联起来，最后的输出层则设为 1×1 的卷积层，若应用在二分类任务上，网络最终将输出通道数为 2，尺寸为 388 像素×388 像素的特征图。

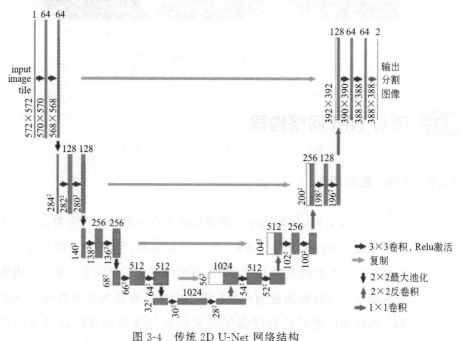

图 3-4　传统 2D U-Net 网络结构

虽然 2D U-Net 能够很好地在像素级上实现特征分类，而且其对称性和 Skip-connection 网络结构也增强了图像信息的流动性及泛化性，但是在处理 3D 体积级的数据时，2D U-Net 无法提取层间的关联信息，忽略了多层图像间的连通性，导致大量图像细节的丢失，另外在后期对特征图的裁剪操作也会造成部分语义特征的缺损。对于肺结节语义特征稀少、关键性浅层图像信息较多、单个结节会横跨数张切片等特点，2D U-Net 还存在对层间、浅层、语义信息的利用不充分的问题。本章要实现精准定位肺结节，且能回归预测结节大小，因此本章对传统的 U-Net 框架进行了以下修正。

① 胸部 CT 影像是 3D 数据，在 z 轴方向的信息更加丰富，因此本研究首先将 2D U-Net 修改为 3D U-Net，即 3×3 的 2D 卷积核改为 $3\times3\times3$ 的 3D 卷积核，池化操作由 2×2 改为 $2\times2\times2$（步长还是 2）。另外，由于实验中 GPU 内存的限制，U-Net 的下采样通道数改为 $[24，32，64，64，64]$，上采样通道数改为 $[64，64，128，15]$。这种修正可以结合切片层间信息，保证隔层图像 mask 间的变化连续性。

② 为了减少低级图像特征的损失，获取更多浅层纹理细节，本研究将下采样编码路径中的两个 3D 特征块（32 像素×32 像素×32 像素和 16 像素×16 像素×16 像素）分别与上采样解码路径上相对应的特征块用 Skip-connection 相连接。

③ 同时往上采样解码路径加入 3 通道（x、y、z 坐标值）的 $32\times32\times32$ 的位置信息块（Position Cube）以提取结节的空间位置特征。修正后的 U-Net 框架如图 3-5 所示。

3.3.2　ResNet 残差单元

由于数据量和模型参数量的匹配问题，修正后的 3D U-Net 仍然存在一些问题：需要更多的数据去训练，且训练参数量也会急剧增大，导致产生一定的冗余信息，会影响网络的特征学习效果。深层卷积网络模型能够更好地拟合复杂的图像特征输入，但是随着网络层数的增多，训练集的 loss 逐渐下降，达到饱和后反而会增大 loss，而且还会带来梯度消失的问题。因此本章引入 ResNet 残差块来加深 3D U-Net。

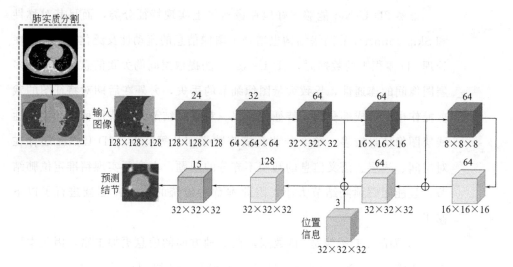

图 3-5　修正后的 U-Net 网络结构

ResNet 是由 He 等学者在 2015 年提出，网络中最重要的是其中的残差单元，其单元结构如图 3-6 所示，输入数据 X 直接经过两个卷积函数，就可以得到输出 $F(x)$，而残差单元则是将输入 X 与 $F(x)$ 直连得到的结果 $F(x)+x$ 作为网络输出，这个直连通道也称为 Shortcut path。引入 ResNet 残差结构既可以加深网络深度，增强网络剔除冗余信息的能力，并且保证了前向与反向传播时即使网络层数很深也不会出现梯度消失的问题。

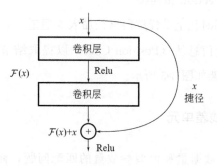

图 3-6　残差单元

本章的 ResNet 残差单元中，$F(x)$ 设置为 2 个 $3\times3\times3$ 的 3D 卷积运算，由于数据的标准化输入可以提高训练速度，加快网络模型的收敛过程，因此本研究引入批正则化（Batch Normalization，BN）运算来对卷积结果进行归一化操作，激活函数也是 Relu，Shortcut path 上则由 $1\times1\times1$

的 3D 卷积层和 BN 层组成。修改后的残差单元如图 3-8(b) 所示。

3.3.3　RPN 网络的 anchor 机制

RPN 是由 Ren 等学者提出的 Faster R-CNN 网络中专门用来生成候选框的结构，用以解决训练耗时的问题。RPN 代替了 Selective Search、Edge Boxes 等方法，能够利用 CNN 卷积操作后的特征图生成区域建议（Region proposals），速度上得到了明显的提升。因此本章引入 PRN 作为 R^2 U-Net 网络的输出层，用来快速、直接地生成肺结节的候选检测框。

anchor 机制是实现 RPN 的关键技术，如图 3-7 展示了 RPN 的工作原理：假定输出的特征图是一个大小为 $W \times H$ 的 N 通道图像，对于该特征图上的每一个位置，选取 k 个尺度大小不同的参考窗口 anchor boxes 进行滑动窗口（Sliding window）处理，生成 $N \times W \times H \times k$ 个 boxes，每个 box 相当于一个低维特征，这些 box 再被输入到两个全连接层里，一个为分类层（Box-classification layer，cls layer），一个为回归层（Box-regression layer，reg layer），得到 V 个预测值，图中回归层输出的是每个 box 边框四个角上的位置坐标回归值（4 coordinates），而分类层输出的是预测每个 box 是/否为目标值的概率分数（2 scores），即 $V = 2 + 4$，因此最终生成的 proposals 数为 $N \times W \times H \times k \times V$。

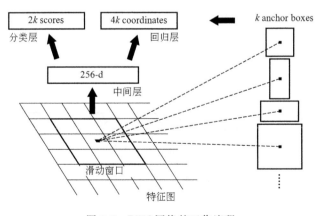

图 3-7　RPN 网络的工作流程

本章根据结节的标签信息相应地修改 RPN 输出层，输出通道数改为 $32 \times 32 \times 32 \times 3 \times 5$，其中使用的 anchor 尺度为 $\{5 \times 5, 15 \times 15, 30 \times 30\}$，

单位为 mm，5 个回归预测值分别代表结节的置信度，结节中心的 3D 坐标值和半径大小（σ，x，y，z，r）。另外，本章使用 Sigmoid 激活函数将置信度 σ 映射到（0，1）范围中，来计算最终的预测结果是否为结节的概率 P，然后剔除 P 小于 0.3 的 proposals，留下最终的结节预测框，Sigmoid 函数的计算公式如式（3-4）所示：

$$P = \frac{1}{1+e^{-\sigma}} \tag{3-4}$$

3.3.4　R^2U-Net 网络

本章构建的 R^2U-Net 网络的完整框架结构总共由一个预处理单元（Preprocessing Unit）、16 个残差单元、4 个最大池化层（Max Pooling Layer）、2 个反卷积层（Deconvolution Layer）、1 个 Dropout 层和一个 RPN 输出层（Output Layer）构成，如图 3-8（a）；预处理单元包括两个 3×3×3 卷积层、BN 层和 Relu 激活函数，如图 3-8（c）；在下采样编码路径上，残差单元以 2∶2∶3∶3 的比例组合成 4 个残差块，每个残差块前设置一个 2×2×2 的最大池化层；而在上采样解码路径上，残差单元以 3∶3 的比例组成 2 个残差块，残差块后设置 2×2×2 的反卷积层；为了防止出现过拟合的问题，加入了随机置零概率为 0.5 的 Dropout 层，Output 层为 1×1×1 的卷积层。

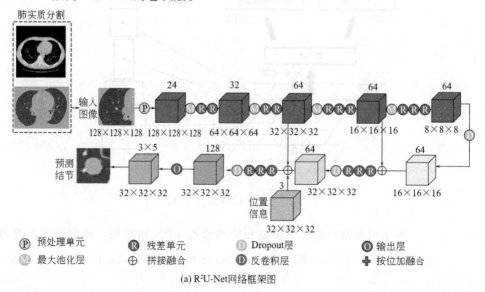

(a) R^2U-Net网络框架图

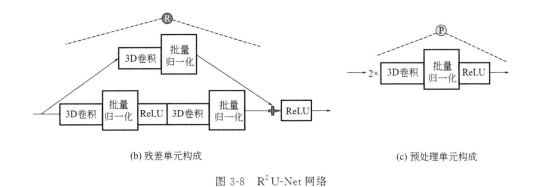

(b) 残差单元构成　　　　　　　　　　　(c) 预处理单元构成

图 3-8　R^2 U-Net 网络

3.4 模型性能优化

3.4.1 损失优化

本章分别采用 Smooth L1 范数和二值交叉熵（Binary Cross-Entropy，BCE）来对每一个结节预测框进行回归、分类损失优化。

计算 Smooth L1 范数值的损失函数具有高鲁棒性与稳定性，能在深层网络训练中更好地抑制梯度爆炸的问题。$(\hat{x}, \hat{y}, \hat{z}, \hat{r})$ 表示肺结节中心点的 3D 位置和半径大小的预测值，而 (x, y, z, r) 则表示结节标签的真实值。Smooth L1 损失函数的计算公式定义如式（3-5）所示：

$$L_{reg} = \sum_{i \in \{x,y,z,r\}} F(i, \hat{i}) \tag{3-5}$$

其中，$F(i)$ 函数可通过式（3-6）计算：

$$F(i, \hat{i}) = \begin{cases} \dfrac{1}{2}(\hat{i} - i)^2, & if\ |\hat{i} - i| < 1 \\[2mm] |\hat{i} - i| - \dfrac{1}{2}, & otherwise \end{cases} \tag{3-6}$$

此外，本章采用 BCE 来计算每一个 proposal 的结节预测概率 $\hat{p}$ 与真实标签 p 之间的分类损失值。其中 $\hat{p} \in (0, 1]$，当 $\hat{p} > 0.5$ 时判断为阳性预测样本，当 $\hat{p} < 0.02$ 时则判断为阴性预测样本；而 $p \in \{0, 1\}$，当 p 为 0 时代表阴性样本，为 1 时代表阳性样本。BCE 函数的定义如式

(3-7) 所示：

$$L_{cls}(p, \hat{p}) = -p\lg\hat{p} - (1-p)\lg(1-\hat{p}) \qquad (3\text{-}7)$$

最后每一个 proposal 预测框的 loss 损失值的用式（3-8）计算：

$$L_{final} = L_{reg} + L_{cls} \qquad (3\text{-}8)$$

由于总的训练数据量大，如果一次性将全部数据输入 R^2U-Net 网络中，会导致网络每次学习的时间非常长，且需要一次性占用大量的 GPU 内存，因此为了加快计算速度和节省 GPU 内存，本章采用了小批量随机梯度下降法（mini-batch Stochastic Gradient Descent，mini-batch SGD）来最小化损失函数的 loss 值：先将全部训练数据的顺序打乱，然后每次只选取 batch _ size 份数据来进行计算 loss 值，用反向传播法（Back Propagation，BP）来计算参数梯度，并经过多次迭代（Iteration）更新网络参数 weight 和 bias，当全部数据都输入网络计算后，即完成一轮训练周期（epoch），采取多轮训练来不断优化网络参数，直至达到缩小预测框与真实标签间差距的效果。

此外，本章采用动态调整学习率的方法来优化随机梯度下降过程，在不同的训练阶段动态地改变学习率（Learning Rate，LR），并设置动量（Momentum）参数来调整梯度下降的方向和减缓下降幅度，从而使损失函数获得更好的收敛效果。在模型的初始训练时，设置较大的 LR 值来加快收敛过程，之后 LR 值随着 epoch 的增加而减小：当训练周期超过 $0.5 \times$ cpoch 时，LR 值衰减为 $0.1 \times$LR；当训练周期超过 $0.8 \times$epoch 时，LR 值则衰减为 $0.01 \times$LR。动态调整学习率的方法能够有效加快网络收敛速度，同时还能抑制梯度震荡，锁定最优解。

3.4.2 难分类样本挖掘

输入样本数据经过网络训练后，发现阴性预测样本的数量远远多于阳性结节预测样本。虽然大多数阴性样本可以很容易地通过网络进行特征分类，但少数阴性样本与肺结节的外观相似，网络很容易将这类样本误分类为阳性结节，这类样本称为难分类样本。针对这一问题，本章引用了一种常用的目标检测技术——难分类样本挖掘算法（Hard Negative Mining，HNM）来提高难分类阴性样本的检出率。算法的具体实现如下。

① 每次进行批训练时，先将 patches 输入到网络中，得到输出预测样本 proposals，它代表一组具有不同分类置信度的边界框，包括阳性样本预测框 $N\_positives$ 与大量阴性样本预测框 $N\_negatives$。

② 然后从 $N\_negatives$ 中随机抽取 N 个阴性预测样本构成候选池，再将池中的样本按照置信度值从大到小排序，仅选前 n 个置信度大的阴性预测样本作为难分类样本。

③ 最后只用难分类阴性样本与阳性预测样本来计算所有 proposals 的分类损失值，如式（3-9）所示：

$$total\_L_{cls} = \frac{1}{2}(positive\_L_{cls} + negative\_L_{cls}) \tag{3-9}$$

使用随机选取的方式形成候选池可以降低各个阴性样本间的相关性，从而提高候选池的样本质量，通过改变 N 和 n 的大小可调整难分类样本挖掘的深度，本章中将 N 和 n 分别设为 800 和 2，使阳性预测与阴性预测样本的数量比例为 $1:2$。

3.4.3　非极大值抑制

非极大值抑制算法，简称 NMS，是 Neubeck 等学者提出的用于消除不是极大值的元素的方法，可以理解为局部最大搜索算法。在现有的基于 anchor 机制的目标检测算法中，每次经过滑动窗口提取特征图后，都会产生数量巨大的候选 boxes，每个 box 都有一个预测分数，但是有很多 boxes 对应着相同的物体，也就是存在大量位置重叠的 boxes，而 NMS 便可以用于消除多余的 boxes，提取分数最高的预测结果，从而找到最佳的物体检测位置。

本章引入 RPN 的 anchor 机制后也同样出现这样的问题，输入的 3D patches 经过端到端的网络处理后，总共输出 $32 \times 32 \times 32 \times 3$ 个候选 boxes，剔除预测概率小于 0.3 的 boxes 后，里面仍然存在大量交叉重叠的假阳性 boxes，因此本章引入 NMS 来消除冗余的假阳性 boxes，提高系统检测精度。

NMS 的具体实现算法步骤如下：

① 设定交并比（Intersection over Union，IoU）的阈值 N_{th}，本章设为 0.01；

② 将 boxes 按照预测概率 $\hat{p}$ 值从大到小排序，并输入到候选列表中；

③ 从候选列表里选取 $\hat{p}$ 最高的 box A 输入到输出列表中，同时剔除候选列表中的 box A；

④ 依次计算 box A 与候选列表中剩余的 boxes 间的 IoU 值，如果 IoU 大于 N_{th}，则删除候选列表中相应的 box，否则就保留该 box；

⑤ 重复③④步骤，直到候选列表为空，此时输出列表中保存的 boxes 即为最终的预测结节。

其中，IoU 的计算公式如式（3-10）所示：

$$IoU(A，B) = \frac{S(A \bigcap B)}{S(A \bigcup B - A \bigcap B)} \tag{3-10}$$

其中，A 表示概率最高的 box，B 表示候选列表中的 box，S 表示像素面积。

3.4.4　K-折交叉验证

交叉验证（Cross Validation）是由 Geisser 提出的一种统计分析技术，能够评估模型在不同的独立数据集上的泛化能力，防止模型在训练阶段中产生过拟合（Over-fitting）或欠拟合（Under-fitting）的问题，从而有效衡量模型的质量水平。具体而言，交叉验证就是以某种切分方式将所有数据样本划分为训练集和测试集的方法，在训练集上对模型进行训练，通过重复更新模型参数得到最优参数组合，然后在测试集上验证模型的训练效果。

K-折交叉验证是其中一种切分形式，通过 K 次的重复训练和验证来调整模型参数，最终获取表现最好的 K 个模型和 K 组最佳参数，提高模型的泛化性能。按照 LUNA16 挑战赛的建议，本章将 K 设为 10，采用 10 折交叉验证的方式训练模型，具体的训练方式如图 3-9 所示：将原始胸部 CT 数据集 D 随机分成 10 份，轮流选择其中的（10-1）份作为训练集来训练模型，剩余的 1 份作为测试集来获取预测结果，迭代进行 10 次交叉训练后，把在 10 个测试集上验证得到的所有预测结果合并起来，重新计算整体预测结果的 CPM 和灵敏度值，最终选取整体 CPM 和灵敏度值作为模型性能的评价指标。

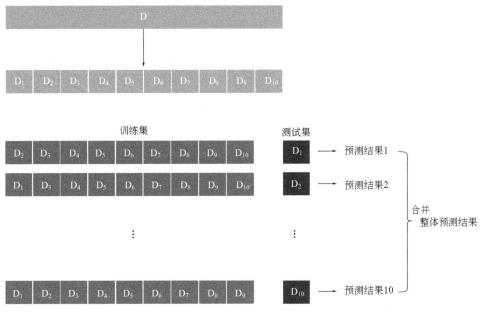

图 3-9　10 折交叉验证过程

通过采用 10 折交叉验证法训练模型，每张胸部 CT 扫描图都在测试集中出现 1 次，在训练集中出现了（10-1）次，有效地降低了欠拟合风险。另外，由于每次训练都使用了约 90% 的数据量，所以也解决了过拟合的问题。10 次交叉训练的数据分布表格如表 3-1 所示。

表 3-1　10 次交叉训练的数据分配表

数据集		1	2	3	4	5	6	7	8	9	10
训练集	CT 数	799	799	799	799	799	799	799	799	800	800
	切片数	204355	205573	202468	203319	203819	204638	204457	205013	207073	204310
	结节数	1606	1584	1584	1593	1594	1626	1605	1629	1576	1623
测试集	CT 数	89	89	89	89	89	89	89	89	88	88
	切片数	22870	21652	24757	23906	23406	22587	22768	22212	20152	22915
	结节数	174	196	196	187	186	154	175	151	204	157

3.5 实验设置与结果分析

3.5.1 实验设置

本章采用的 R^2U-Net 模型训练的网络参数设置以及程序运行环境的软硬件设置如表 3-2 和表 3-3 所示。

表 3-2　网络参数设置

参数(中文名)	参数(英文名)	数值
动量	momentum	0.9
初始学习率	learning rate	0.01
输入图块尺度	patches	128×128×128
输入图块数量	patch number	3750
批大小	batch_size	22
迭代数	iteration	171
训练周期	epoch	100

表 3-3　软硬件环境设置

项目	内容
操作系统	Ubuntu 16.04 x86_64
CPU 型号	Intel(R) Xeon(R) CPU E5-2680 v4 @ 2.40GHz
GPU 型号	GeForce RTX 2080 Ti 11019MiB
GPU 数量	4
编程语言	Python3.5.5
深度学习框架	Pytorch1.3.1

3.5.2 结果分析

(1) R^2U-Net 优化算法的 10 折交叉验证实验对比结果分析　本章在 LUNA16 数据集上进行了 10 折交叉验证实验，以防止因训练数据类型不均、数据量过少和深度卷积网络过于复杂导致的过拟合问题，能够有效地评判网络模型的泛化程度。本章构建的 R^2U-Net 网络模型在 10 次实验间的损失函数/检测灵敏度与训练周期的对应变化曲线如图 3-10 和图 3-11

所示。

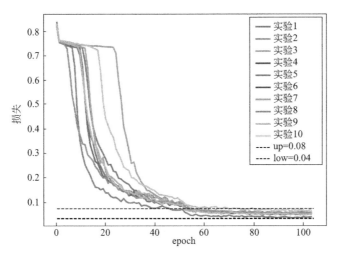

图 3-10　R^2U-Net 网络模型训练损失曲线

在图 3-10 中可以看出，在模型训练初期，10 次实验的损失值都大于 0.7，且有不同时间长度的平缓期，损失值没有下降，相应地导致图 3-11 中模型前期的检测灵敏度较低，且都有不同程度的震荡幅度。这是因为 10 次实验的训练数据分布有较大的差异，而此时训练学习率较大，还没找到正确的梯度下降方向，模型参数不稳定，其中实验 3 中的训练集的肺结节形态类型较复杂多样，因此网络需要更多的时间学习，也说明 R^2U-Net 网络框架在面对复杂结节数据上还存在改进的空间，具体的改进方法在第 4 章会详细叙述。但从图中可以很明显地看出，10 次实验的损失值在 40epoch 前都有大幅度的下降，且到 50epoch 时曲线开始收敛，到后期 80epoch 阶段损失值的波动变化不明显，损失曲线已经趋于平稳，此时 10 次实验的损失值都已经非常小了，范围保持在 $0.04 \sim 0.08$，且 R^2U-Net 模型在 10 个不同的数据集中都能得到很好的训练效果，说明本章采取的损失优化算法能有效地改进梯度下降过程。同时，模型在训练过程中的结节检测灵敏性曲线最终也收敛于 $98.5\% \sim 99.5\%$，极低的漏检率说明了阳性肺结节样本和阴性对照样本被很好地分类出来，也证明了 HNM 优化算法的有效性。

本书用 LUNA16 公开挑战赛规定的 CPM 评价指标和系统灵敏度来评估模型算法的肺结节检测性能，表 3-4 展示了 R^2U-Net 算法在 10 个不同

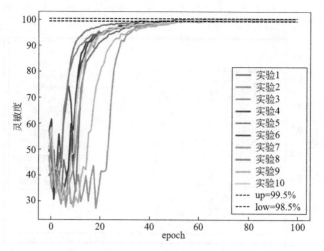

图 3-11　R^2U-Net 网络模型训练灵敏度曲线

测试集上的交叉验证实验结果，其中 CPM 栏是系统在 8 个预定义的假阳率/误测率下（每份 CT 扫描中含有 0.125、0.25、0.5、1、2、4、8 个假阳性预测）的平均灵敏度值，相当于系统的检测精度，灵敏度栏则代表系统的整体检测灵敏度，具体公式定义可参照 2.2 节内容。

表 3-4　R^2U-Net 算法的 10 折交叉验证实验结果

测试数据集	0.125	0.25	0.5	1	2	4	8	CPM	灵敏度
1	0.768	0.839	0.857	0.875	0.902	0.929	0.929	0.871	0.946
2	0.773	0.820	0.891	0.906	0.930	0.945	0.953	0.888	0.953
3	0.625	0.750	0.805	0.859	0.875	0.906	0.906	0.818	0.906
4	0.462	0.672	0.782	0.824	0.849	0.849	0.857	0.756	0.874
5	0.742	0.781	0.852	0.906	0.914	0.930	0.945	0.867	0.945
6	0.694	0.750	0.787	0.806	0.843	0.880	0.907	0.810	0.907
7	0.775	0.830	0.899	0.907	0.938	0.977	0.977	0.900	0.977
8	0.685	0.802	0.847	0.892	0.910	0.937	0.946	0.860	0.946
9	0.737	0.780	0.848	0.890	0.907	0.949	0.966	0.868	0.975
10	0.686	0.771	0.838	0.867	0.905	0.933	0.943	0.849	0.943
整体	0.682	0.765	0.824	0.870	0.896	0.917	0.932	0.841	0.938

　　从表中可以看出，R^2U-Net 网络模型在 10 个独立测试子集中都能获得不低的 CPM 分数和灵敏度。其中 9 个测试子集的 CPM 分数在 80% 以上，灵敏度也都超过 90%，在测试集 7 中甚至获得 90% 和 97.7% 的高 CPM 分数和灵敏度，证明了 R^2U-Net 网络模型在大部分测试集中的表现相对稳定，泛化能力高。但由于实验 4 的训练集和测试集的结节样本分配差异比其他重复实验的大，超过 80% 直径大于 18mm 的肺结节样本分配在测试集 4 中，因此训练集 4 中的原始数据都是小肺结节样本，即使通过数据增强算法增加了训练集中的大结节数量，仍然存在结节大小分布不平衡的问题，所以测试集 4 获得相对较低的 75.6% CPM 分数和 87.4% 的灵敏度，与测试集 7 分别相差 14.4% 和 10.3%，说明异常数据分布对模型性能影响比较大，鲁棒性较差，仍有改进空间。

　　表中的最后一栏"整体"表示将 1～10 个测试集的所有结节预测结果合并后再重新计算获得的整体评价指标，最终得到 84.1% 和 93.8% 的较高 CPM 分数和灵敏度，体现以 R^2U-Net 网络开发的 CAD 系统已经能达到较出色的整体检测效果了。

　　系统的 FROC 性能曲线如图 3-12 所示，可观察到系统模型在不同误测率下的检测灵敏度变化，即使在低误测率下（每份 CT 扫描中含有 0.125、0.25、0.5 的假阳性预测），系统仍能够获得 68.2%、76.5% 和 82.4% 的灵敏度，表示系统能够很好地区分无关组织的干扰信息，识别出较多的阳性肺结节，检测精度较高。

　　（2）不同的算法组合对比实验结果分析　　在本章中，以传统的 2D U-Net 网络模型的检测效果作为 baseline，设计 3 种算法组合对比实验，并对实验结果进行详细的分析。

　　表 3-5 展示了 4 种网络模型在所有测试集上的整体评价指标对比结果，体现了 R^2U-Net 网络构建过程中的检测性能变化。为了方便描述，本章用模型 A 来代表传统 2D U-Net 网络，模型 B 代表本章对 2D U-Net 框架改进后的 3D 修正 U-Net 网络，模型 C 代表引入残差单元后构建的 3D 修正 U-Net 网络，模型 D 则代表引入残差单元与 RPN 的 anchor 机制后构建的 3D 修正 U-Net 网络，也就是 R^2U-Net 网络。

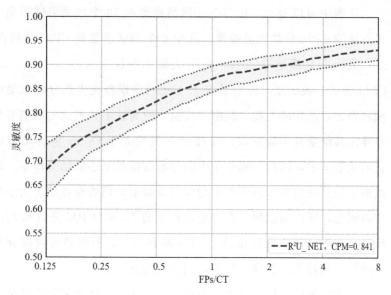

图 3-12　R^2U-Net 网络模型的 FROC 性能曲线

表 3-5　R^2U-Net 网络构建过程中的对比实验结果

算法	CNN 维度	0.125	0.25	0.5	1	2	4	8	CPM	灵敏度
(A)U-Net	2D	0.524	0.677	0.750	0.798	0.879	0.895	0.895	0.774	0.895
(B)U-Net	3D	0.606	0.708	0.777	0.831	0.878	0.914	0.918	0.805	0.918
(C)U-Net+ResNet	3D	0.644	0.738	0.813	0.859	0.895	0.914	0.928	0.827	0.933
(D)U-Net+ResNet+RPN	3D	0.682	0.765	0.824	0.870	0.896	0.917	0.932	0.841	0.938
R^2U-Net(Ours)	3D	0.682	0.765	0.824	0.870	0.896	0.917	0.932	0.841	0.938

从表中可看到相对于模型 B，模型 A 对肺结节的识别能力要低很多，其平均 CPM 值和灵敏度比模型 B 差了 3.1％和 2.3％，其中在每份 CT 扫描中含有 0.125 个假阳性预测的情况下，其灵敏度甚至比模型 B 低了 8.2％，这是因为模型 A 的 2D 网络架构无法充分地学习肺结节图像的 3D 空间上下文信息，忽略了不同切片图像间的层间关联性，而修正过后的 3D 模型 B 能够很好地提取结节的多层空间特征，获得更多图像细节，因此模型 B 能在提高系统整体检测灵敏度的同时还能提高检测精度。模型 C 的平均 CPM 值比模型 B 提高了 2.2％，灵敏度也提高了 1.5％，因为其引入残差单元来加深网络深度，有效地增强了网络的特征学习能力，提取更

深层次的语义特征，还能避免产生信息冗余。与模型 C 相比，模型 D（R^2U-Net）的 CPM 分数和灵敏度分别高了 1.4% 和 0.5%，证明了 RPN 的 anchor 机制优化算法的引入，不仅能快速、直接在特征图上生成肺结节预测框 proposals，提高了 CAD 系统的检测精度和灵敏度，也从整体上提升了 CAD 系统的自动化水平。

图 3-13 直观地展示了 R^2U-Net 网络与模型 A、B、C 的 FROC 性能曲线图，可以看出，虽然 R^2U-Net 网络在每份 CT 扫描的假阳性预测数较高时（2FPs/CT、4FPs/CT、8FPs/CT），获得了与模型 A、B、C 相类似的灵敏度，但是在较低的误测率下本章提出的网络取得了明显更好的检测效果，图中 R^2U-Net 的 FROC 曲线能够完全包围其余模型的曲线，表明了 R^2U-Net 能够融合 U-Net、ResNet、RPN 三个深度 CNN 网络的优点，在保持较好的检测灵敏度的情况下减少结节误检。

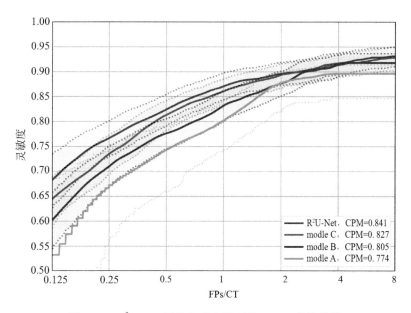

图 3-13　R^2U-Net 网络与其余模型的 FROC 性能曲线

参考文献

[1] Graham R L. An efficient algorithm for determining the convex hull of a finite planar set [J]. Info. Pro. Lett.，1972，1：132-133.

[2] 唐思源，杨敏，苗玥，等. 区域生长和水平集相融合的肺部 CT 图像分割 [J]. 电子技术应用，2018，44

(5): 1-5.

[3] Ronneberger O, Fischer P, Brox T. U-net: Convolutional networks for biomedical image segmentation [C]. Munich. 2015. International Conference on Medical image computing and computer-assisted intervention. Springer, 2015: 234-241.

[4] He K, Zhang X, Ren S, et al. Deep residual learning for image recognition [C]. Las Vegas. 2016. Conference on Computer Vision and Pattern Recognition. IEEE, 2016: 770-778.

[5] Ren S, He K, Girshick R, et al. Faster R-CNN: towards real-time object detection with region proposal networks [J]. IEEE transactions on pattern analysis and machine intelligence, 2016, 39(6): 1137-1149.

[6] Neubeck A, Van Gool L. Efficient non-maximum suppression [C]. Hong Kong. 2006. 18th International Conference on Pattern Recognition. IEEE, 2006, 3: 850-855.

[7] Geisser S. A predictive approach to the random effect model [J]. Biometrika, 1974, 61(1): 101-107.

第4章

基于多流多尺度融合的 U-Net 构建与肺结节候选检测

R^2U-Net 能够获得较好的检测精确度和灵敏度，但其较简单的上编码-解码-跳跃网络结构的特征表达能力不够健壮，这种串行多分支框架只能将不同抽象层级的特征进行融合，却不能在同一层级捕获更加复杂的特征，单层特征提取的模式有限，导致即使网络再深也不能学习到足够的图像信息。

因此，为了解决 R^2U-Net 网络泛化性强但鲁棒性不足的缺点，增强其对复杂结节特征的学习能力，受 Van 等学者的启发，本章提出了以 R^2U-Net 为网络骨干，构建一个新型的多流多尺度融合卷积神经网络 MS^2U-Net，这种并行多分支结构能够在每一层级提取不同感受野的图像特征，获取多种类的低层纹理特征和高层语义特征，再通过融合局部和全局信息来增强特征图的表达能力，使网络模型的表现更加稳定，从而更精准地检测肺结节。

在本章中，首先介绍 MS^2U-Net 的框架改进模块（包括多尺度输入融合算法、多流输出融合算法和非线性卷积模块）和整体网络结构，然后引入三种非极大值抑制优化算法来消除多余的假阳性预测框，最后同样在 LUNA16 数据集上进行多个对比验证实验。实验结果表明，MS^2U-Net 的 CPM 分数为 87.5%、整体检测灵敏度为 96.9%，比 R^2U-Net 提高了 3.4% 和 3.1%，且检测性能明显优于同类的 one-stage 网络模型。

4.1 R²U-Net 网络框架优化

4.1.1 多尺度输入融合算法

CNN 通过卷积操作来逐层抽象地提取图像的特征，其中感受野的作用非同小可。低层网络的感受野比较小，特征图的分辨率高，但是语义信息表征能力弱，获取了过多的无效细节信息，只能从整体上观察图像轮廓。高层网络的感受野比较大，虽然语义信息表征能力强，但是分辨率降低，缺乏空间几何特征，只能观察到局部的细节特征。R²U-Net 网络通过增加位置信息块和融合高低层特征图的方式来提高网络在同层级相同感受野上的几何信息和语义信息表征能力，但对同层级不同感受野上的信息感知能力还不足，因此，本章提出多尺度输入融合算法来增强网络的特征提取能力，从而获取更多种类的低层纹理特征和高层语义特征。

本章通过先改变输入图像的尺度来获取图像在多个感受野上的信息，再用分层的方式逐步融合不同尺度的上下文信息来提取多种类特征。在数据获取方式上，本章与上一章的大致相同（参照 3.2 与 3.3），先从原始 CT 扫描图中分割肺实质，再在肺实质 CT 图裁剪 128 像素×128 像素× 128 像素的 3D patches 作为 R²U-Net 网络骨干的输入图像，不同的地方在于，本章以每一个 patches 内的结节为中心点，以 64 像素、32 像素为半径截取同等数量的 64 像素×64 像素×64 像素、32 像素×32 像素×32 像素的 Tiny patches，相当于将输入图像的观察区域放大，使特征提取时的感受野逐渐聚焦到结节上，如图 4-1 所示。

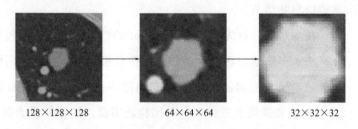

128×128×128   64×64×64   32×32×32

图 4-1 3 种的 3D patches 的切片示例图

如图 4-2 所示。下层方块代表 R²U-Net 网络骨干的下采样编码路径中获得的特征块，64 像素×64 像素×64 像素的特征块对应下采样编码路径中的第二个特征块，而 128 像素×128 像素×128 像素则对应下采样编码路径中的第一个特征块。上层的结节图像则代表不同尺寸的 Tiny patches，然后后面都加入一个残差单元来提取图像在不同感受野上的上下文信息特征。本章将上层网络支流称为微输入支流，也称 TSI 模块（Tiny Input Stream）。第一种融合算法只增加 32 像素×32 像素×32 像素的 Tiny patches 作为 TSI 模块的输入，称为 T32，如图 4-2（a）；第二种融合算法则只增加 64 像素×64 像素×64 像素的 Tiny patches 作为 TSI 模块的输入，称为 T64，如图 4-2（b）；第三种融合算法将 32 像素×32 像素×32 像素和 64 像素×64 像素×64 像素两种 Tiny patches 都输入 TSI 模块中，构成一个偏柔和的融合方式，称为 T32＋T64。加入 TSI 模块能够使网络获得不同的感受野，按照尺度的顺序整合多层上下文信息，从而捕捉更多种类的大小、位置、形态学特征，经实验测试 T32＋T64 融合算法的效果更好。

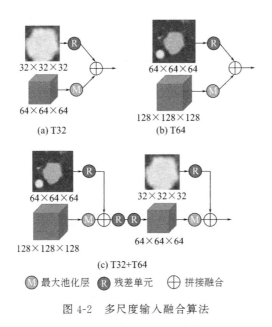

图 4-2　多尺度输入融合算法

4.1.2 多流输出融合算法

本章提出多流输出融合算法来改进网络的检测性能，即在 R^2U-Net

网络骨干的上采样解码路径中增添一条层数较浅的输出预测支流（包含两个反卷积层、一个残差单元和一个输出层），也称 TSO 模块（Tiny Output Stream）。TSO 模块能够增加高层特征的种类，在高层语义特征中尽可能地保留更多结节纹理、细节信息。

本章介绍 3 种多流输入融合算法，如图 4-3 所示。上层浅灰色方块代表 R^2 U-Net 网络骨干的上采样解码路径中获得的特征块，128 通道的 32 像素×32 像素×32 像素特征块对应上采样解码路径中的倒数第二个特征块，而 3×5 通道的 32 像素×32 像素×32 像素特征块则对应上采样解码路径中的输出特征块。下层深灰色方块则代表经过 TSO 模块输出的 3×5 通道的 32 像素×32 像素×32 像素特征块。第一种是按位加融合算法，可由式（4-1）计算，即把上采样解码路径的输出特征块与 TSO 的输出特征块直接相加后平均，得到的值则为最终的网络输出，如图 4-3（a）所示；第二种是拼接融合算法，即删除上采样解码路径中的输出操作，直接将倒数第二个特征块与 TSO 的输出特征块拼接后再输入到输出层，如图 4-3（b）所示；第三种是 1×1×1 卷积融合算法，即把上采样解码路径的输出特征块与 TSO 的输出特征块拼接后再进行 1×1×1 的卷积操作，得到的值则为最终的网络输出，如图 4-3（c）所示。经实验测试按位加融合算法的效果更好，实验结果分析可参照 4.3 节。

$$out = \frac{out_1 + out_2 + \cdots + out_n}{n} \tag{4-1}$$

4.1.3 非线性卷积模块

本章用一个残差单元及一个 Dropout 层来构成非线性卷积模块，也称 RUD 模块（a Residual Unit and a Dropout layer），在上采样编码路径中添加 RUD 模块，通过加深网络深度的方式来增加网络模型的非线性表达能力。具体地说，在前面的卷积层中，神经元会对输入图像边缘等简单的形态特征有响应，随着层的加深，网络开始对结节纹理、方位、颜色等更加复杂的特征有响应，并分层次地传递不同特征信息，从而提取更深层次的抽象语义特征，同时增加 Dropout 层能够降低网络的复杂性，防止出现过拟合的问题。

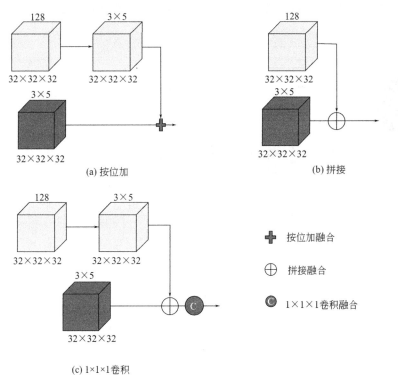

(a) 按位加　　　　　　　　　　(b) 拼接

(c) 1×1×1卷积

➕ 按位加融合

⊕ 拼接融合

Ⓒ 1×1×1卷积融合

图 4-3　多流输出融合算法

另外，在原始 R^{2}U-Net 网络骨干上添加了 RUD 模块，使上采样编码路径和下采样编码路径中获得的特征图形成一个凹字形的对称结构，增强了网络的对称性，这种结构的好处是当 Skip-connection 融合上下特征图的时候，能够更好地帮助相对应的上采样卷积层恢复特征图的分辨率，重建下采样卷积压缩操作中丢失的图像细节。

4.1.4　MS^2 U-Net 网络介绍

本章构建的 MS^2 U-Net 网络的完整框架结构如下图 4-4 所示。MS^2 U-Net 网络有 3 个尺度的图像输入，分别为 128 像素×128 像素×128 像素、64 像素×64 像素×64 像素和 32 像素×32 像素×32 像素。整体框架由 R^{2}U-Net 网络骨干、一个 TSI 模块（T32＋T64）、一个 RUD 模块和一个 TSO 模块（按位加融合）组成，总共包含一个预处理单元、20 个残差单元、4 个池化层、4 个反卷积层、2 个 Dropout 层和 2 个 RPN 输出层，其中卷积核、步长及随机置零概率参数的设置与 R^2 U-Net 相同。

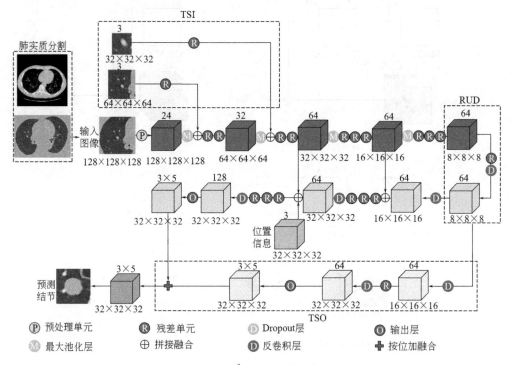

图 4-4　MS^2 U-Net 网络框架图

4.2 非极大值抑制改进算法

NMS 算法能够去除图中大量的冗余预测框，但如果单层切片图中存在多个结节，且结节的位置靠近甚至发生重叠的情况时，传统的 NMS 算法就无法很好地检测出来。因为当图中存在两个或多个重叠度较高的结节时，传统 NMS 会直接过滤掉其中预测概率较低的结节。

为了解决这类问题，本章引入改进后的柔和非极大值抑制（Soft NMS）算法来保持系统检测精度的同时提高检测灵敏度。Soft NMS 与传统 NMS 的相同点在于，当发现预测概率最大的 box A 和候选列表 box B 的 IoU 值大于阈值 N_{th} 后，两者都是使用一个基于 IoU 值的衰减变量 w，将 w 与 box B 的预测概率相乘，从而降低的 box B 判为结节的概率，IoU 值越大，衰减程度越大。而不同点在于，传统 NMS 的衰减值 w 的取值范

围为 $w \in \{0，1\}$，当 IoU 大于阈值 N_{th}，NMS 会直接降低 box B 的预测概率到 0，而 Soft NMS 的衰减变量 w 会随着 IoU 值变化，较平缓地调整 box B 的衰减幅度。

本章采用两种常见的 Soft NMS 来与传统 NMS 进行对比实验，包括线性柔和非极大值抑制算法（Linear Soft NMS，LSNMS）和高斯柔和非极大值抑制（Gaussian Soft NMS，GSNMS），关于 NMS、LSNMS 和 GSNMS 的衰减变量 w_{NMS}、w_{LSNMS} 和 w_{GSNMS} 的计算区别，可以通过式（4-2）～式（4-4）来表示：

$$w_{NMS} = \begin{cases} 1, IoU(\mathrm{A},\mathrm{B}) < N_{th} \\ 0, IoU(\mathrm{A},\mathrm{B}) \geqslant N_{th} \end{cases} \tag{4-2}$$

$$w_{LSNMS} = \begin{cases} 1, IoU(\mathrm{A},\mathrm{B}) < N_{th} \\ 1 - IoU(\mathrm{A},\mathrm{B}), IoU(\mathrm{A},\mathrm{B}) \geqslant N_{th} \end{cases} \tag{4-3}$$

$$w_{GSNMS} = e^{-\frac{IoU(\mathrm{A},\mathrm{B})^2}{\theta}} \tag{4-4}$$

4.3　实验结果与分析

4.3.1　实验设置

本章的 MS^2 U-Net 模型训练的网络参数设置如表 4-1 所示，程序运行环境的软硬件设置与第 3 章相同，可参照表 3-2。

表 4-1　网络参数设置

参数(中文名)	参数(英文名)	数值
动量	momentum	0.9
初始学习率	learning rate	0.01
输入图块尺度	patches	128×128×128
	32×32×32	
	tiny patches	64×64×64
输入图块数量	patch number	3750
批大小	batch_size	22

续表

参数(中文名)	参数(英文名)	数值
迭代数	iteration	171
训练周期	epoch	100

4.3.2 结果分析

（1）MS²U-Net 优化算法的 10 折交叉验证实验对比结果分析　本章同样在 LUNA16 数据集上进行了 10 折交叉验证实验，并使用相同的损失函数、数据增强算法和 HNM 算法来优化模型训练过程。本章改进的 MS²U-Net 网络模型在 10 次实验间的损失函数/检测灵敏度与训练周期的对应变化曲线如图 4-5 和图 4-6 所示。

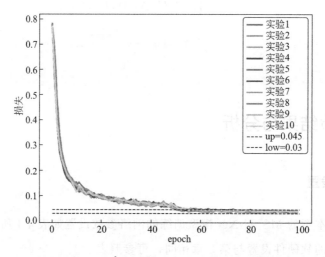

图 4-5　MS²U-Net 网络模型训练损失曲线

由上图可以看出，模型在 10 次实验中的损失曲线非常平滑，且损失值的下降及下降幅度几乎达到一致，在训练前期损失值就大幅度下降，并且到 20epoch 左右开始逐渐收敛，说明了损失优化算法的有效性，且 MS²U-Net 网络在异常数据或不同数据分布下都表现得很稳定，与 R²U-Net 网络对比，网络的稳定性提升十分明显。到训练后期，10 次实验的损失值都收敛至 0.045～0.03，比 R²U-Net 网络下降了 0.01～0.37，相应地，训练灵敏度也达到了 99%～100%，比 R²U-Net 网络提高了 0.5，证

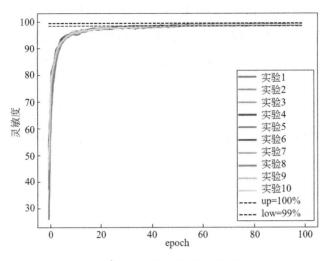

图 4-6　MS^2 U-Net 网络模型训练灵敏度曲线

明了 MS^2 U-Net 网络在训练集上的拟合能力也优于 R^2 U-Net 网络。

用 CPM 评价指标和系统灵敏度来评估 MS^2 U-Net 模型的结节检测性能，表 4-2 展示了 MS^2 U-Net 算法在不同测试集上的 10 折交叉验证实验结果。

表 4-2　MS^2 U-Net 算法的 10 折交叉验证实验结果

测试数据集	0.125	0.25	0.5	1	2	4	8	CPM	灵敏度
1	0.786	0.858	0.886	0.940	0.966	0.964	0.973	0.911	0.973
2	0.758	0.823	0.887	0.918	0.958	0.963	0.968	0.896	0.968
3	0.688	0.783	0.856	0.887	0.903	0.928	0.936	0.854	0.942
4	0.597	0.734	0.827	0.877	0.902	0.912	0.920	0.824	0.938
5	0.797	0.833	0.895	0.926	0.958	0.965	0.961	0.904	0.977
6	0.694	0.762	0.816	0.872	0.909	0.929	0.946	0.846	0.960
7	0.744	0.791	0.853	0.950	0.961	0.977	0.985	0.894	0.985
8	0.676	0.784	0.840	0.912	0.948	0.976	0.991	0.875	0.991
9	0.771	0.798	0.851	0.893	0.927	0.956	0.980	0.882	0.983
10	0.667	0.772	0.820	0.906	0.934	0.944	0.970	0.859	0.979
整体	0.711	0.801	0.858	0.909	0.936	0.952	0.960	0.875	0.969

从表中可以看出，MS^2 U-Net 网络模型在 10 个独立测试子集中都能获得较高的 CPM 分数和出色的检测灵敏度，CPM 分数都在 80％以上，灵敏度都也超过 90％，在测试集 1 中的检测精度最高，CPM 分数为 91.1％，在测试集 8 中达到最好的检测灵敏度，为 99.1％。在 10 次单独测试中，CPM 分数最多相差 8.7％，灵敏度则最多相差 5.3％，说明了异常数据对模型性能影响不大，反映了 MS^2 U-Net 网络模型的鲁棒性及泛化性都很出色。

此外，网络在所有测试集上得到 87.5％和 96.9％的高 CPM 值和灵敏度，体现了以 MS^2 U-Net 网络开发的 CAD 系统能够达到优越的检测精确度及灵敏度。系统的 FROC 性能曲线如图 4-7 所示，可观察到系统在每份 CT 扫描中含有 0.125、0.25、0.5 的假阳性预测样本时，也能达到 71.1％、80.1％、85.8％的高检测灵敏度，甚至在每份 CT 扫描中含有 1 个加阳性预测样本时，系统的检测灵敏度就已经超过了 90％，证明了 MS^2 U-Net 网络能够有效地从 3D patches 中提取具有高判别性的特征，并达到准确识别结节的效果。

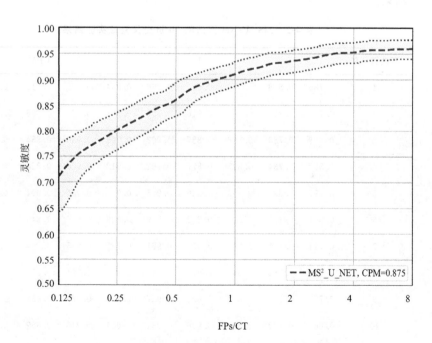

图 4-7　MS^2 U-Net 网络模型的 FROC 性能曲线

（2）不同的算法组合对比实验结果分析　　本章以 R^2U-Net 网络作为 baseline，分别将 TSI、TSO、RUD 模块和 NMS、LSNMS、GSNMS 预测框过滤算法的以多种组合方式对 baseline 模型（R^2U-Net＋NMS）进行改进，然后测试不同的算法组合方式对网络检测性能的优化效果。其中，本章中的 TSI 模块以 T32 方式融合，TSO 以按位加方式融合，表 4-3 展示了算法模型在所有测试集上的整体评价指标对比实验结果。为了方便描述，本章用模型 A 到 L 来表示 12 种组合算法。

表 4-3　不同算法组合下的对比实验结果

算法	0.125	0.25	0.5	1	2	4	8	CPM	灵敏度
baseline	0.682	0.765	0.824	0.870	0.896	0.917	0.932	0.841	0.938
(A)TSI＋NMS	0.684	0.779	0.846	0.874	0.897	0.914	0.927	0.846	0.929
(B)TSI＋LSNMS	0.692	0.780	0.846	0.874	0.898	0.919	0.936	0.849	0.941
(C)TSI＋GSNMS	0.690	0.779	0.847	0.876	0.901	0.919	0.935	0.849	0.940
(D)TSO＋NMS	0.662	0.771	0.831	0.868	0.902	0.928	0.937	0.842	0.937
(E)TSO＋LSNMS	0.664	0.767	0.831	0.869	0.902	0.932	0.945	0.844	0.946
(F)TSO＋GSNMS	0.663	0.770	0.830	0.867	0.905	0.933	0.947	0.845	0.948
(G)TSI＋TSO＋NMS	0.700	0.792	0.843	0.879	0.913	0.931	0.942	0.857	0.935
(H)TSI＋TSO＋LSNMS	0.697	0.793	0.840	0.881	0.916	0.937	0.953	0.860	0.948
(I)TSI＋TSO＋GSNMS	0.690	0.790	0.846	0.884	0.917	0.940	0.957	0.861	0.952
(J)RUD＋TSI＋TSO＋NMS	0.722	0.802	0.846	0.891	0.922	0.942	0.948	0.867	0.954
(K)RUD＋TSI＋TSO＋LSNMS	0.722	0.805	0.846	0.892	0.928	0.943	0.957	0.871	0.963
(L)RUD＋TSI＋TSO＋GSNMS	0.742	0.786	0.868	0.898	0.927	0.934	0.955	0.873	0.969

① 模型 A、B、C、D、E、F 与 baseline 的检测性能对比

• 模型 A 在每份 CT 扫描中含有 0.125、0.25、0.5、1、2、4、8 个假阳性预测样本时的灵敏度较 baseline 相差 0.2%、1.4%、2.2%、0.4%、0.1%、－0.2%、－0.5%，均值 CPM 高 0.5%，整体灵敏度低 0.9%。

• 模型 B 在每份 CT 扫描中含有 0.125、0.25、0.5、1、2、4、8 个假阳性预测样本时的灵敏度较 baseline 高 1%、1.5%、2.2%、0.4%、

0.2％、0.3％、0.4％，均值 CPM 高 0.8％，整体灵敏度高 0.3％。

•模型 C 在每份 CT 扫描中含有 0.125、0.25、0.5、1、2、4、8 个假阳性预测样本时的灵敏度较 baseline 高 0.8％、1.4％、2.3％、0.6％、0.4％、0.3％、0.3％，均值 CPM 高 0.8％，整体灵敏度高 0.2％。

•模型 D 在每份 CT 扫描中含有 0.125、0.25、0.5、1、2、4、8 个假阳性预测样本时的灵敏度较 baseline 相差－2％、0.6％、0.7％、－0.2％、0.6％、1.1％、0.5％，均值 CPM 高 0.1％，整体灵敏度低 0.1％。

•模型 E 在每份 CT 扫描中含有 0.125、0.25、0.5、1、2、4、8 个假阳性预测样本时的灵敏度较 baseline 相差－1.8％、0.2％、0.7％、－0.1％、0.6％、1.6％、1.3％，均值 CPM 高 0.3％，整体灵敏度高 0.8％。

•模型 F 在每份 CT 扫描中含有 0.125、0.25、0.5、1、2、4、8 个假阳性预测样本时的灵敏度较 baseline 相差－1.9％、0.5％、0.6％、－0.3％、0.9％、1.6％、1.5％，均值 CPM 高 0.4％，整体灵敏度高 1％。

由上可知，TSI 模块能够增强 R^2U-Net 网络在低误测率下的正确识别结节的能力整体上提高 baseline 系统的检测精度，TSO 模块则是通过生成更多种类的预测框来提升结节的判别能力，精度提升较 TSI 模块幅度小。而采用 LSNMS 和 GSNMS 算法能够有效过滤冗余预测框，不仅能够保持相同甚至更高检测精度，还能提高整体灵敏度，明显优于 NMS 算法，但这两个算法之间的优势对比还不明显。

② 模型 G、H、I 与 baseline 的检测性能对比

•模型 G 在每份 CT 扫描中含有 0.125、0.25、0.5、1、2、4、8 个假阳性预测样本时的灵敏度较 baselin 高 1.8％、2.7％、1.9％、0.9％、1.7％、1.5％、1％，均值 CPM 高 1.6％，整体灵敏度低 0.3％。

•模型 H 在每份 CT 扫描中含有 0.125、0.25、0.5、1、2、4、8 个假阳性预测样本时的灵敏度较 baselin 高 1.5％、2.8％、1.6％、1.1％、2％、2％、2.1％，均值 CPM 高 1.9％，整体灵敏度高 1％。

•模型 I 在每份 CT 扫描中含有 0.125、0.25、0.5、1、2、4、8 个假

阳性预测样本时的灵敏度较 baselin 高 0.8%、2.5%、2.2%、1.3%、2.1%、2.4%、2.5%，均值 CPM 高 2%，整体灵敏度高 1.4%。

由上可知，TSI 和 TSO 模块的组合方式对 R^2U-Net 的检测精度有明显提高，证明模型 G、H、I 融合了两个模块的优点，既增强了网络的在对多尺度图像的低层特征提取能力，又提高了高层特征的信息表达能力。此外，从模型 I 可知，GSNMS 对重叠预测框的过滤效果略优于 LSNMS。

③ 模型 J、K、L 与 baseline 的检测性能对比

• 模型 J 在每份 CT 扫描中含有 0.125、0.25、0.5、1、2、4、8 个假阳性预测样本时的灵敏度较 baselin 高 4%、3.7%、2.2%、2.1%、2.5%、2.6%、1.6%，均值 CPM 高 2.6%，整体灵敏度高 1.6%。

• 模型 K 在每份 CT 扫描中含有 0.125、0.25、0.5、1、2、4、8 个假阳性预测样本时的灵敏度较 baselin 高 4%、4%、2.2%、2.2%、3.2%、2.7%、2.5%，均值 CPM 高 3%，整体灵敏度高 2.5%。

• 模型 L 在每份 CT 扫描中含有 0.125、0.25、0.5、1、2、4、8 个假阳性预测样本时的灵敏度较 baselin 高 6%、2.1%、4.4%、2.8%、3.1%、1.8%、2.3%，均值 CPM 高 3.2%，整体灵敏度高 3.1%。

由上可知，TSI、TSO 和 RUD 模块的组合方式能够突破性地提升 R^2U-Net 的检测性能，这三个模块能够使网络能更加适应各种尺度、位置、形状的结节图像，有效地结合结节的高底层特征中的上下文信息，从而提高对未知数据的预测能力。此外，J、K、L 模型的检测效果表明 GSNMS 算法检测相邻结节的能力优于 LSNMS 算法。

结合图 4-8 所示的模型 A 至 L 的 FROC 性能曲线可得出，模型 A 到 F 的 FROC 曲线与 baseline 曲线相近，在 4FPs/CT 和 8FPs/CT 间有小幅度的提升，而模型 G 到 I 的 FROC 曲线能够完全包围模型 A 到 F 以及 baseline 曲线，证明 TSI＋TSO 的组合算法明显优于单模块组合算法。另外，模型 J 到 L 的 FROC 曲线除了在 0.25FPs/CT 和 0.5FPs/CT 间与模型 G 到 I 的曲线有部分重合，其余的灵敏度值都大于其余算法，说明同时引入 TSI、TSO 和 RUD 三个模块更能够大幅度地优化 R^2U-Net 网络性能。总体而言，模型 L 的 FROC 曲线都高于其余模型，说明能够提升

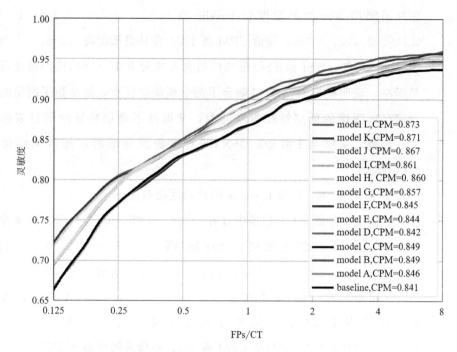

图 4-8　不同算法组合模型的 FROC 性能曲线

R^2U-Net 的结节检测能力的最佳的组合算法为 TSI + TSO + RUD + GSNMS。

（3）多尺度输入融合算法对比实验结果分析　由（2）可知 R^2U-Net+ TSI+TSO+RUD+GSNMS 的模块组合算法能够得到最高的检测精度及灵敏度，则本章将保持该模块组合，仅更换 TSI 来测试不同的多尺度输入融合算法的性能效果。本章测试了 3 种输入融合算法，包括 T32、T64 和 T32+T64，具体算法介绍可参照 4.1.1 内容。表 4-4 展示了 3 种多尺度融合算法模型在所有测试集上的整体评价指标对比实验结果。

表 4-4　多尺度输入融合算法对比实验结果

算法	0.125	0.25	0.5	1	2	4	8	CPM	灵敏度
T32	0.742	0.786	0.868	0.898	0.927	0.934	0.955	0.873	0.969
T64	0.697	0.785	0.847	0.882	0.909	0.926	0.927	0.853	0.927
T32+T64	0.711	0.801	0.858	0.909	0.936	0.952	0.960	0.875	0.969
MS^2 U-Net	0.711	0.801	0.858	0.909	0.936	0.952	0.960	0.875	0.969

从表中可得：

• T32＋T64 模型在每份 CT 扫描中含有 0.125、0.25、0.5、1、2、4、8 个假阳性预测样本时的灵敏度较 T64 模型高 1.4%、1.5%、1.1%、2.7%、2.7%、2.6%、3.3%，均值 CPM 高 2.2%，整体灵敏度高 4.2%。

• T32＋T64 模型在每份 CT 扫描中含有 0.125、0.25、0.5、1、2、4、8 个假阳性预测样本时的灵敏度较 T32 模型相差 －3.1%、1.4%、－1%、1.1%、0.9%、1.8%、0.5%，均值 CPM 高 0.2%，整体灵敏度相同。

由上可知，T32＋T64 模型对结节的辨别能力强于 T64 算法，而 T32＋T64 模型的检测性能与 T32 模型相差不大，仅小幅度提高了系统的检测精确度。这是由于大部分肺结节的直径大小都在 32 像素内，因此 32 像素×32 像素×32 像素的 patches 输入图像可以正好包含一个完整肺结节，所以 T32 模型能够在大的感受野下提取结节的更多细节纹理特征，并通过与特征融合的方式获取多种类的高层语义特征，大幅度地增强了网络对多尺度结节的适应性；而 64 像素×64 像素×64 像素的 patches 输入图像对原始的 128 像素×128 像素×128 像素的放大效果不明显，既提取不了太多结节的细节形态特征，又无法获得结节相对于整体肺实质的位置特征，因此 T64 模型的特征提取能力相对较弱。

3 种输入融合模型的 FROC 性能曲线如图 4-9 所示，T32＋T64 模型的 FROC 曲线能够完全包围 T64 模型，但与 T32 在 0.125FPs/CT 和 0.5FPs/CT 间有交叉，而 T32 模型曲线与 T64 模型曲线在 0.25FPs/CT 和 0.5FPs/CT 间有重叠，其余点的灵敏度均高于 T64 模型曲线，表示 T32＋T64 模型的检测表现略优于 T32 模型，大幅度好于 T64 模型。

（4）多流输出融合算法对比实验结果分析　本章将保持 R^2U-Net＋TSI＋TSO＋RUD＋GSNMS 模块组合，仅更换 TSO 来测试不同的多流输出融合算法的性能效果。本章将测试 3 种输出融合算法，包括 1×1×1 卷积、拼接和按位加操作，具体算法介绍可参照 4.1.2 内容。表 4-5 展示了 3 种多流输出融合算法模型在所有测试集上的整体评价指标对比实验结果。

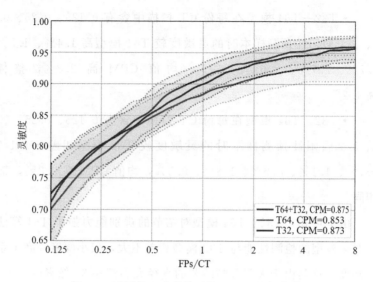

图 4-9　不同输入融合模型的 FROC 性能曲线

表 4-5　多流输出融合算法对比实验结果

算法	0.125	0.25	0.5	1	2	4	8	CPM	灵敏度
1×1×1 卷积	0.606	0.704	0.775	0.826	0.876	0.913	0.922	0.803	0.922
拼接	0.681	0.777	0.840	0.878	0.909	0.928	0.943	0.851	0.946
按位加	0.711	0.801	0.858	0.909	0.936	0.952	0.960	0.875	0.969
MS^2 U-Net	0.711	0.801	0.858	0.909	0.936	0.952	0.960	0.875	0.969

从表中可得：

• 按位加算法模型在每份 CT 扫描中含有 0.125、0.25、0.5、1、2、4、8 个假阳性预测样本时的灵敏度较拼接算法模型高 3%、2.3%、1.8%、3.1%、2.7%、2.4%、1.7%，均值 CPM 高 2.4%，整体灵敏度高 2.3%。

• 按位加算法模型在每份 CT 扫描中含有 0.125、0.25、0.5、1、2、4、8 个假阳性预测样本时的灵敏度较 1×1×1 卷积算法模型高 10.5%、9.6%、8.3%、8.3%、6%、3.9%、3.8%，均值 CPM 高 7.2%，整体灵敏度高 4.7%。

结合输出融合模型的 FROC 性能曲线图 4-10 可知，3 种融合算法对提高系统检测能力上差距较大。其中，按位加算法模型对结节的检测精度和灵敏度最高，原因可能是因为按位加算法是以增加特征图上的信息量的方式进行特征融合，特征通道并没有增加，而拼接和 $1\times1\times1$ 卷积算法时以增加特征通道的方式进行特征融合，每一层特征图的信息链是没有增加的，增加特征图信息比增加特征通道的方式更能够加强高层特征的语义信息表征能力，因此按位加算法模型的 CPM 分数及整体灵敏度值达到最高。

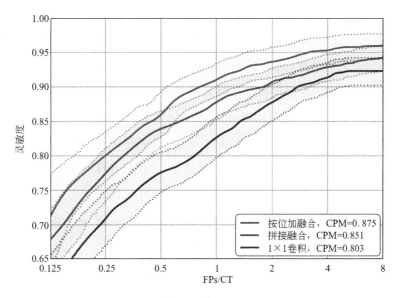

图 4-10　不同输出融合模型的 FROC 性能曲线

（5）与其他结节检测算法的对比实验结果分析　由上述（2）(3)(4) 的对比实验分析可知，MS^2 U-Net 算法是由 R^2 U-Net＋TSI（T32＋T64）＋TSO（按位加）＋RUD＋GSNMS 的算法组合构成。为了测试本章提出的 MS^2 U-Net 算法的有效性，本章将 MS^2 U-Net 与其他 6 种同类的 one-stage 检测算法进行比较，对比结果如表 4-6 所示。

表 4-6　MS^2 U-Net、R^2 U-Net 与其他 one-stage 结节检测算法的对比实验结果

算法	CNN 维度	0.125	0.25	0.5	1	2	4	8	CPM
(A)Multi_ReCNN[2]	2D	0.672	0.694	0.714	0.739	0.766	0.787	0.822	0.742
(B)ResNet_RPN[3]	3D	0.648	0.739	0.812	0.858	0.893	0.912	0.926	0.827
(C)CUMedVis[4]	3D	0.677	0.737	0.815	0.848	0.879	0.907	0.922	0.827
(D)Fusion_ConvNets[5]	3D	0.656	0.755	0.820	0.869	0.890	0.905	0.931	0.832
(E)ConvNets[6]	3D	0.659	0.745	0.819	0.865	0.906	0.933	0.946	0.839

续表

算法	CNN 维度	0.125	0.25	0.5	1	2	4	8	CPM
(F)DeepLung_DPN[7]	3D	0.692	0.769	0.824	0.865	0.893	0.917	0.933	0.842
R^2U-Net(Ours)	3D	0.682	0.765	0.824	0.870	0.896	0.917	0.932	0.841
MS^2U-Net(Ours)	3D	0.711	0.801	0.858	0.909	0.936	0.952	0.960	0.875

由表中结果可知，所有对比算法都采用了深度学习网络，展示了当深度学习网络对医学图像分析领域的巨大影响。为了方便描述，本章用模型 A 到 F 代表其余的对比算法。

模型 A 的 CMP 分数及灵敏度远远落后于其他方法。是因为模型 A 基于单独的 2D 切片构建他们的 2D 模型，3D 图像体积的上下文信息不能被充分地学习。

与本文方法一样，模型 B 到 F 也采用了 3D 卷积网络。模型 B 采用尺寸为 42 像素×42 像素×42 像素且不同分辨率的三维 patch 作为输入，并构建了由六个卷积层组成的网络，卷积核大小都为 3×3×3，三个最大池化层用于下采样特征体（Volumn）。虽然 3D CNN 能够获取更多空间信息以区分真正的肺结节，但模型 B 的性能略低于模型 D 和模型 E，原因是：①他们只使用了 2 折交叉验证，远远低于 10 折交叉验证的规模，所以训练数据不充分导致产生欠拟合，从而降低了模型 B 的检测性能；②模型 D 是单流输出预测，比融合多个输出模型共同决策的效果差，但是它的效果还是优于 2D 模型 A。

对比可知，MS^2 U-Net 的检测性能很大程度上优于其余模型，在 8 FPs/CT 时达到了 96% 的灵敏度，CPM 评分最高，说明本章的多尺度多流框架模型可以提取更高级的肺结节语义特征，大大地提高系统的检测灵敏度。

参考文献

[1] Van Ginneken B，Armato III S G，de Hoop B，et al. Comparing and combining algorithms for computer-aided detection of pulmonary nodules in computed tomography scans：the ANODE09 study [J]. Medical image analysis，2010，14（6）：707-722.

[2] Zuo W，Zhou F，Li Z，et al. Multi-resolution CNN and knowledge transfer for candidate classification in lung nodule detection [J]. IEEE Access，2019，7：32510-32521.

[3] Liao F，Liang M，Li Z，et al. Evaluate the malignancy of pulmonary nodules using the 3-d deep leaky noisy-or network [J]. IEEE transactions on neural networks and learning systems，2019，30 (11)：3484-3495.

[4] Dou Q，Chen H，Yu L，et al. Multilevel contextual 3-D CNNs for false positive reduction in pulmonary nodule detection [J]. IEEE Transactions on Biomedical Engineering，2016，64 (7)：1558-1567.

[5] Cao G，Huang T，Hou K，et al. 3D convolutional neural networks fusion model for lung nodule detection on Clinical CT scans [C]. Madrid. 2018. IEEE International Conference on Bioinformatics and Biomedicine. IEEE，2018：973-978.

[6] Dou Q，Chen H，Jin Y，et al. Automated pulmonary nodule detection via 3d convents with online sample filtering and hybrid-loss residual learning [C]. Quebec. 2017. International Conference on Medical Image Computing and Computer-assisted Intervention. Springer，2017：630-638.

[7] Zhu W，Liu C，Fan W，et al. Deeplung：Deep 3d dual path nets for automated pulmonary nodule detection and classification [C]. Nevada. 2018. IEEE Winter Conference on Applications of Computer Vision. IEEE，2018：673-681.

第5章

注意力机制与特征金字塔与肺结节候选检测

　　注意力机制和特征金字塔是深度学习网络设计的重要方法。本章分析和介绍深度学习中的注意力机制和多尺度特征金字塔方法的原理，并将这两种思想应用到肺结节检测当中的候选节点检测。基于通道-空间注意力机制，本章提出了肺结节分割网络算法 U-SE Net（U-Net with Squeeze and Excitation blocks），该网络比传统的 3D U-Net 可以调整空间单元和通道的权重，使得肺结节单元更容易被激活，比传统的 2D U-Net 网络有更强的空间特征提取能力，使得模型在训练的过程中把更多的注意力集中在跟肺结节分割相关的区域。通过有监督的训练，有效提取肺节点在图像中的特征，对图像中的候选肺节点区域进行分割，并求出候选肺节点的中心。与传统图像处理的方法相比，本章设计的 U-SE Net 有更好的分割效果，为后续的真阳性和假阳性的识别提供可靠的候选结节。基于多尺度的特征金字塔，本章提出多尺度 3D 特征金字塔检测模型 MFDM（Multilevel 3D Feature Pyramid Detection Model），来融合低层高分辨率的位置信息和高层低分辨率的分类信息，并在多个尺度上进行位置和分数的预测。网络结构采用一个固定大小的 3D cube 对整张 CT 图像进行划窗式扫描并提取 cube 中的特征，预测 cube 中含有结节的概率和结节可能存在的最佳位置。试验表明，基于多尺度金字塔设计的深度卷积模型能有效地检测肺结节。

5.1　基于通道-空间注意力机制的网络设计

5.1.1　U-Net 网络结构

作为最经典的使用语义分割的全卷积网络，U-Net 网络区别于常见的分类网络。U-Net 的整个网络使用的卷积层，没有像分类卷积神经网络那样，在卷积的后期引入全连接层。U-Net 的特定结构主要与其所处理的语义分割任务有关，在一个通常的语义分割网络中，输入是一张图片，输出不再是一个标签或者向量标签，而是一张像素级的标签，这就要求输出的前一层不能再展开成一个向量，而是继续保持多维特征图的形式。图 5-1 是 U-Net 的网络结构图，从图中可以看出 U-Net 是网络结构很像一个"U"字，也因此得名 U-Net。一个完整 U-Net 网络结构可以分为两部分，即编码器和解码器，在多数的网络结构中，编码器的结构跟解码器的结构是镜像对称的，并且受到 Resnet 跳跃连接的启发，在 U-Net 中编码器和解码器的对应部分也引入了跳跃连接，在解码过程中把相应层的编码特征融合进来。

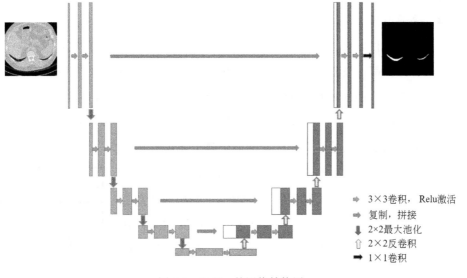

图 5-1　U-Net 的网络结构图

在图 5-1 的 U-Net 中，编码器又分为 5 个块，每个卷积中包含多层卷积操作，并且这些卷积层具有相同的空间尺寸，不同块之间的空间尺寸和通道数通常不一样，相比前一个卷积块，卷积通道增加了，空间尺寸减少了。通道数的改变是通过 3×3 的卷积实现的，而空间尺寸的改变是通过 2×2 的池化实现的。在图 5-1 中，编码器一共经过 4 个池化层，所以最小的特征图尺寸大约为原始图片的 1/16。编码器的作用主要是提取图片的高层特征，增加特征的感受野，得到相对全局的空间特征。

解码器的作用是要把编码器输出的特征进行解码，还原其空间的分布信息，得到每个像素的类别。解码也是由 5 个卷积块组成，相同的卷积块有相同的空间尺寸，不同的卷积块通道和空间尺寸不一样，与编码器相反的是，相比前一个卷积块，卷积通道减少，空间尺寸增加了。在解码过程中，空间尺寸的变大主要有两种方案，一种方法是通过几何插值，是特征的空间尺寸增加；另一种方法是通过转置卷积，可以得到比原始输入尺寸更大的特征层。一般转置卷积更加常用，因为转置卷积有可以训练的参数，可以得到比几何插值更好的效果。

跳跃连接是通过快速通道的方式，把解码器的特征直接输送到对应的解码层。一般跳跃连接的两个特征图的融合有两种方法，一种是直接对像素点元素做加法，不会整改融合后的特征空间尺寸和通道数；另一种方法是通道拼接，这种方法会导致融合后的特征通道数量增加，图 5-1 中用的便是这种方法。两个方法谁优谁劣，没有特定的说法，在实际研究中，两种方法都比较常用。在卷积网络中，Resnet 是典型带有跳跃连接的网络，图 5-2 是 Resnet 网络的中的一个跳跃连接单元，跳跃连接单元也被称为残差（residual）单元，Resnet 也因此而得名。Resnet 在深度学习的多个领域得到了惊人的结果，许多性能优越的模型都用到了跳跃连接，因此跳跃连接是已经被证明的有效手段，无论在分类还是在语义分割中，跳跃连接都大大提升了深层卷积神经网路的特征提取能力。在 U-Net 中引入跳跃连接，也提升了其语义分割的效果。

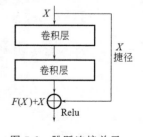

图 5-2 跳跃连接单元

5.1.2　U-SENet 网络构建

3D 卷积神经网络主要是处理 3D 数据任务，在深度学习中，常见的 3D 任务有分类、语义分割和目标识别，通常在医学图像处理和视频处理领域应用比较多。相比 2D 卷积神经网络，3D 卷积神经网络可以更好地提取前后切片之间的空间信息，比起单张的二维图片，有更多的空间相关特征，理论上可以训练出性能更出色的模型。同时 3D 网络因为结合了前后切片之间的空间信息，更容易得到连续的 mask 标签，而且 2D 网络中因为没有联系前后帧，更容易得到前后断层的 mask 标签。但是 3D 卷积神经网络也存在一些不足，3D 卷积神经网络有更大的计算量，需要更大的显存和数据量，如果训练的数据量不足，很容易产生过拟合。同时，因为现存的限制，3D 输入数据往往需要做裁剪，这就导致了在同一帧中，3D 网络的感受野相对较小。图 5-3 是 2D 卷积和 3D 卷积的对比图。

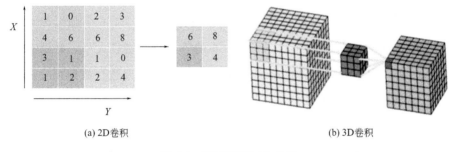

(a) 2D卷积　　　　　　　　　　　　(b) 3D卷积

图 5-3　2D 卷积和 3D 卷积

3D U-Net 是一种为了处理 3D 语义分割任务而设计的 U-Net 网络结构。与 2D U-Net 不同的是，在 3D U-Net 网络结构中，输入不再是一张二维的图片，而是多帧相关联的二维图片，同样输出也变成了多帧二维的标签图，这个多帧的二维图可以看成一个三维的数据，图 5-4 展示了三维图像输入到 3D U-Net 网络结构的数据可视化。输入的数据维度也从原来的四维变成了五维，原来的四维输入数据是［图片数，通道数，宽，高］，变成五维数据后是［图片数，通道数，长，宽，高］，空间尺寸增加了一个维度。另外，在 U-Net 网络结构中卷积、转置卷积、池化和拼接等操作也要变成相应的三维操作，而网络的结构与 2D U-Net 一致。

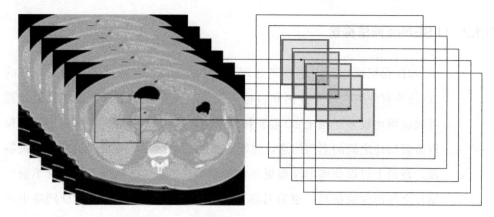

图 5-4　三维图像输入

5.2　U-SENet 网络应用于候选肺结节检测

5.2.1　数据增强

LUNA16 数据集共有 888 个 CT 扫描图像，1186 个肺结节点，标注的信息包括肺结节的 x、y、z 中心的点坐标和直径大小，并没有直接给出可以用于语义分割的 mask 标签图像。因此需要进行数据预处理生成肺结节对应的 mask 图像，作为语义分割的标签图。

首先，根据标注给出的中心点坐标，在维度 X 和 Y 上选取对应的横截面，维度 Z 对应切片，因为肺结节点的标注是以中心点和直径的方式来表示，所以在三维空间中是一个球状的封闭空间，因此会有多个切片包含肺结节，但是在球体的边缘处可能没有肺结节或者肺结节非常小。把包含肺结节的切片给提取出来，然后在结节的标注区域进行二值化，获取肺结节的具体 mask 区域，生成 mask 标签图，再对生成的 mask 标签图进行人工筛选校正，得到最终的 mask 标签图。图 5-5 是肺结节的可视化效果图。

因为总共只有 888 张 CT 图，数据量相对偏少，需要做数据增强，增加训练的数据，防止模型过拟合。实验过程中一共使用了 6 种数据增强的手段，具体如下：

（1）翻转（水平，垂直，两者同时）

（2）旋转（旋转角度 $-90°\sim 90°$）

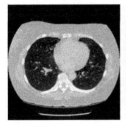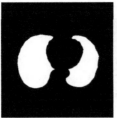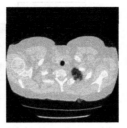

图 5-5　肺结节可视化效果图

（3）放缩（向内收缩 20％至向外扩张 20％）

（4）裁剪（裁剪为原来的 70％～100％，包括上下左右中心裁剪）

（5）平移（平移－20％～20％）

（6）高斯噪声（数据增强因子为 2）

数据增强运用于训练数据，但是不作用于验证数据，在训练数据传入 U-Net 网络前，先对图像数据进行数据增加，上述的 6 种数据增强手段以 0.5 的概率作用于训练数据，虽然没有实际生成图像，但是大大增加了训练样本的多样性。图 5-6 是单帧数据的原图和数据增强效果图，第一张图是原始图像，其余四张是数据增强后的可视化图。图 5-6 是展示的是单帧图片，在实验过程中是对一个三维图像的所有图片帧进行同样的数据变换。从而达到增强三维数据的作用。

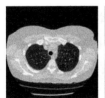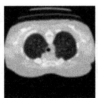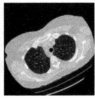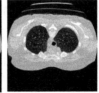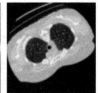

图 5-6　原图和数据增加效果图

5.2.2　优化损失函数

在语义分割中，通常不再使用准确率或者敏感度来作为分割效果的指标，而是使用 Iou（intersection over union）作为评估指标，图 5-7 是 Iou 的计算示意图。

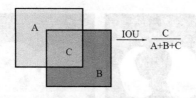

图 5-7　Iou 计算示意图

在语义分割中，Iou 的计算公式如式（5-1）所示：

$$Iou = \frac{GT \bigcap Pred}{GT \bigcup Pred} \tag{5-1}$$

其中，GT（ground truth）表示真实的 mask 标签图像，$Pred$ 表示预测的 mask 标签图像，Iou 的值越大，说明语义分割的效果越好，当 GT 和 $Pred$ 完全没有相交时，Iou 为 0，说明分割的效果极差，当 GT 和 $Pred$ 完全重合时，Iou 为 1，此时的分割效果是最好的。

在医学图像的分割过程中，Dice coeffcient 是一种常用的损失函数，Dice coefficient 是根据 Iou 的思想而设计的一种分割损失函数。其公式如式（5-2）所示：

$$Dice = \frac{2\,|\,A \bigcap B\,|}{|\,A\,|+|\,B\,|} \tag{5-2}$$

在上述公式中，A 和 B 是两个集合，$|\,A \bigcap B\,|$ 表示 A 和 B 的交集取范数，$|\,A\,|+|\,B\,|$ 是两个集合取范数之后的和，在思想理念上与 Iou 非常相似。

与 Iou 一样，Dice 的值越大，分割的效果越好，因此不能直接把 Dice 作为损失函数，因为在深度学习的优化过程中，是最小化损失函数，在实验中本章使用了 $1-$ Dice 作为损失函数，设计了损失函数如式（5-3）所示：

$$Loss = 1 - \frac{2\,|\,GT * Pred\,|}{|\,GT\,|+|\,Pred\,|} \tag{5-3}$$

在上述公式中，GT 表示图像的真实 mask 标签，$Pred$ 表示图像的预测 mask 标签，$*$ 表示逐元素相乘，$+$ 表示逐元素相加，$|\,\times\times\,|$ 表示矩阵的 1 范数。

5.2.3　通道-空间注意力机制介绍

早期在机器翻译领域中，注意力模型被提出使用。随着深度学习的发展，注意力模型被逐渐应用于自然语言处理以及计算机视觉等领域。在计算机视觉领域中，卷积神经网络有很强的特征提取能力和任务处理能力，但是由于算力和算法的限制，卷积神经网络很难达到在所有任务上到达通用的处理能力。针对肺结节检测任务，一方面要尽可能提高模型的表达能力；另一方面需要尽量少的增加模型的复杂度。注意力机制恰好可以起到这样的作用，能够在增加少量模型复杂度同时增强模型的表征能力。在生物学上，对于过载的信息量，人脑无法实时处理视觉信息的每一个位置，而是筛选重要的信息，给予特殊的关照，这就是说人脑是通过注意力机制来处理过载的信息的。人脑把更多的注意力聚焦上重要的位置，可以更加有效地处理有效信息。

U-SE Net 属于编码器-解码器框架，编码器将原始输入信息进行压缩，形成一个相对较小的特征，然后将其传递给解码器进行解码。为了更好地关注图像中比较重要的信息，我们分别引入了基于通道的注意注意力机制和基于空间的注意机制。基于通道的注意机制，主要是区分不同通道提供信息的重要程度，通过一组权重调整每组通道的值。空间注意力机制，主要是重点关注空间特征中比较重要的特征，区分不同空间位置特征的重要程度，然后通过监督学习训练出一组权重，作用于空间特征，调整空间特征的值。在计算机视觉领域，基于空间位置的注意力机制是一种与任务相关度更高、效果更直接的注意力机制，而基于通道注意力机制也在许多特定的模型中有着较好的效果。

（1）空间域注意力（Spatial Transformer Network）　图 5-8 展示了空间域注意力机制的激活概率图，空间域注意力机制即"让神经网络在看哪里"，从而能够将输入影像中的空间信息在能够保留其关键信息的同时进行空间信息的转换。

（2）通道注意力（Channel Attention）　图 5-9 展示了通道注意力。通道注意力更倾向于"让神经网络看什么"。具体的实现方式为：对于卷积网络每层卷积和对应的特征通道来说，通道注意力机制在对于每个卷积通道之间资源的分配上相较于空间注意力机制的分配更大。

Squeeze 操作：主要是为提取感受野之外的特征信息，在特征通道维度上对相应的空间特征进行全局的平均池化，得到每个通道额外的信息，

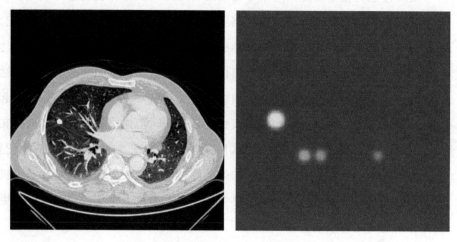

图 5-8 空间域注意力的分布（激活概率图）

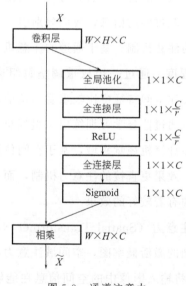

图 5-9 通道注意力

统计出每个通道的重要程度。

Excitation 操作：根据 Squeeze 提供的额外信息，学习出每个通道的重要性，通过激活函数，每个通道得到一个重要程度的值，根据这个重要程度的值，调整每个通道的权重。

（3）通道-空间注意力机制　同时使用空间域和通道注意力，结合两者的长处，发挥更好的注意力机制效果。混合域注意力机制是为了提升模型同时聚焦空间和通道的能力，一般情况下比单种注意力机制有更好的性能。空间注意力机制通常会忽略通道中的信息，将每个通道中的图片特征做同样的处理，使模型在通道上无差别，尤其当特征通道数较多的时候，就会产生一定的缺陷性，混合域注意力就是为了解决这个不足所提出的。

5.2.4　权重初始化

合理的权重初始化对训练一个好的模型极其重要，使用好的初始化方法，才能尽可能地发挥出深层卷积神经网的功能。同时，优秀且适用于网络的初始化权重应该满足以下两点：①卷积神经网络中各层神经元的激活值不会出现饱和现象；②同时各层的激活值也不能出现都为 0 的情况。

经过实验验证，msra 权重初始化收敛速度更快，并且更容易达到更高的性能。因此本实验选用了 msra 权重初始化方式。

（1）标准初始化　标准初始化有两种方式，分别为正态分布初始化以及均匀分布初始化。其中均匀分布初始化即设置满足均匀分布的初始权重：$X \sim U(a, b)$。均匀分布的概率密度函数如式（5-4）所示：

$$f(x) = \begin{cases} \dfrac{1}{a-b}, & x \in (a, b) \\ 0, & x \in other \end{cases} \tag{5-4}$$

如果令 $a = -1$，$b = 1$，由上述攻击可以计算得到，分布的期望等于 0，方差等于 1/3。

正态分布初始化使生成的初始权重满足正态分布，具体过程与均匀分布大致相同，只是生成的分布期望和方差不一样，且权重值分布满足相应的正态分布。

（2）随机初始化　进行权重初始化的时候首先随机选取一些较小数值。根据实验，当设置的初始权重较大时，会出现过饱和现象，而一旦初始权重小了就会导致后期被激活的概率大大减小，所以随机初始化用得不多。

（3）Xavier 初始化　当神经网络中每一层的激活值与梯度方差在传播时维持相同的时候，这时的初始化方案是最优的。同时，该方案也叫做 Glorot 条件。如果各个层之间的梯度能够在卷积神经网络反向传播时保持相近的方差，则监督学习的信息可以更加有效反馈到各个网络层。而在前向传播过程中，如果每一个激活层的方差值相近，则可以使监督学习进行的更加稳定。

为了达到 Glorot 条件，需要对激活函数做出一些限定，要满足以下两点：①激活函数在 0 点附近满足近似线性，并且导数为 1；②激活函数关于 y 轴是对称的。

因为这两个条件的限定，使得 Xavier 初始化不适用于 Sigmoid 函数和 Relu 函数，而适合 tanh 函数，因此应用的场景也相对有限。

（4）msra 初始化　虽然 Xavier 初始化的设计理念先进，但由于设计之初是针对的 tanh 函数，目前深度学习中 Relu 激活函数应用的更加广泛。Relu 激活函数理论上有一半的单元激活，另一半的单元是不激活的。所以根据前面的计算在 Xavier 输入输出方差的式子多了一个 $1/2$，因此设计了一个均值为 0，方差为（$2/n$，n 表示样本数量）的高斯分布，计算方案更适用于 Relu 激活函数。

5.3 特征金字塔网络结构

U-Net 虽然最初用于图像分割，但并不是说只能用来分割。本身分割就是比检测更难解决的问题，如果已有肺结节的 mask 标注，那么通过分割方法来解决检测肺结节的问题确实比较有优势。但是目前存在的肺结节数据集包括医院的临床数据，并没有每个肺结节对应的 mask 标注，如果通过手动给出 mask，比如说球形的或者立方体的 mask，并没有给出更多信息，所以说这一步分割问题其实并没有优势。另外，分割相当于只是做像素级分类，而检测往往是回归加分类，回归对于检测精度的影响很大，所以在本阶段中检测的方法要比分割的方法要更有优势。

另外，U-Net 用来检测的话，是在单一尺度即最后一层上进行预测，不能很好地应对结节尺寸大小分布不均的问题。而特征金字塔网络拥有U-Net 的优点并克服了它的缺点，通过在多个不同尺度上进行预测，很好地处理了结节尺寸变化的问题。

Encoder-Decoder 结构是深度学习中常见的一种端到端（End-to-End）

的模型框架，下面简称为 ED 结构。编码（Encoder），就是将输入的序列转化成向量；解码（Decoder），就是将前面生成的向量再转化成一个输出序列。无监督学习中的自编码（Auto-Encoding）就是用 ED 结构设计的；这两年比较流行的图像标注（Image Caption）的应用，是 CNN-RNN 的 ED 框架；机器翻译 NMT 模型，一般都是 LSTM-LSTM 的 ED 框架。所以准确地说，ED 并不是一个具体的模型，而是一类框架。Encoder 和 Decoder 部分可以是图像、语音、文字和视频数据，模型可以采用 CNNs、LSTM、RNN、BiRNN、GRU 等。基于 ED，可以设计出各种应用算法。下面通过属于 ED 结构的 U-Net 网络来阐述该结构。

如图 5-10 所示，整个 U-Net 包括两部分，左侧（虚线框）即为 Encoder 部分，采用的结构类似 VGG 网络，进行特征提取，逐步进行卷积、池化下采样到最底部的特征（底部虚线框）。右侧即为 Decoder 部分，逐步进行上采样，在同一个 level（下采样和上采样过程中相同尺寸的特征图为一个 level）将左边低层次包含准确位置信息的特征图与右边高层次更

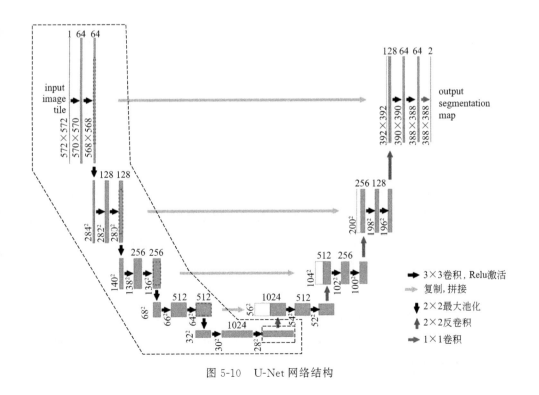

图 5-10　U-Net 网络结构

抽象易于分类的特征图按通道进行融合。左边 Encoder 称为收缩路径（contracting/downsampling path），右边 Decoder 称为扩展路径（expanding/upsampling path），两边对称，形成 U 形结构，所以称之为 U-Net 网络。

　　下面介绍 Decoder 部分的上采样过程。上采样（upsampling）一般包括两种方式：①缩放（Resize），如双线性插值直接缩放，类似于图像缩放；②反卷积（Deconvolution），因为反卷积过程中的参数矩阵就是卷积过程中的滤波器进行转置后的矩阵，所以也叫做转置卷积（Transposed Convolution）。这里的上采样方式为第二种。

　　首先看一下一般的卷积过程，如图 5-11 所示。4×4 矩阵为当前卷积对象，即输入的特征图。设置卷积核大小（感受野）为 3×3，不加零填充（padding=0），步长为 1。卷积过程从左到右类似一个 3×3 的滑动窗口，每一步用卷积核和当前窗口进行卷积，最终输出一个 2×2 特征图。

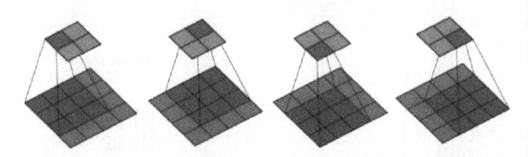

图 5-11　卷积过程示意

　　而对于相应的反卷积，就是把原来输出的特征图当成输入，目的是得到之前输入大小的特征图，过程如图 5-12 所示。2×2 特征图为当前的反卷积对象，感受野大小仍然是 3×3，白色为当前卷积所需要增加的零填充，步长为 1。4×4 矩阵就是反卷积过后得到的特征图。

　　下采样过程中输出的尺寸会不断降低，上采样的意义在于将小的高维度特征图再一步步恢复回去，以便于做逐像素预测，从而获得每个像素点的分类信息。

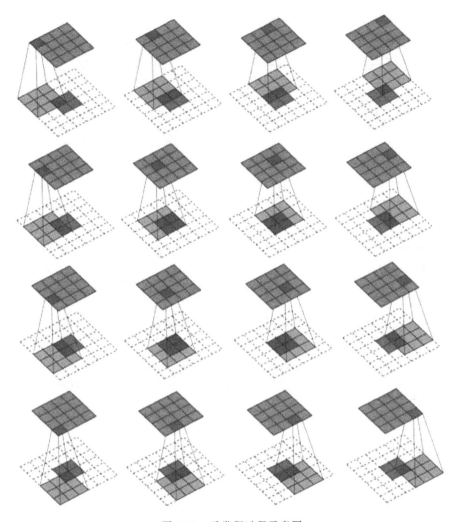

图 5-12　反卷积过程示意图

5.4　特征金字塔网络应用于目标检测

　　本章介绍多尺度的目标检测算法：特征金字塔网络（Feature Pyramid Networks，FPN）。在计算机视觉领域中，利用不同尺度进行目标检测一直是一项重要的挑战。FPN 通过融合低层和高层特征，在每个融合后的特征层上分别进行目标的定位和分类，曾在 COCO 数据集上测试结果拿到第一名。

　　图 5-13 展示了四种利用特征的形式。top-down 就是用高层的抽象特

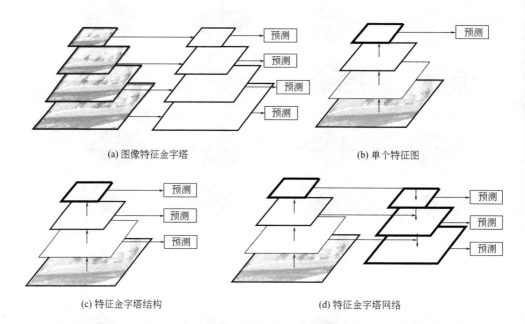

(a) 图像特征金字塔   (b) 单个特征图

(c) 特征金字塔结构   (d) 特征金字塔网络

图 5-13   四种利用特征形式的比较

（a）图像特征金字塔（Featurized Image Pyramids），先做图像金字塔，将图像展成不同的尺度，然后提取不同尺度的图像的特征图。这里提取不同尺寸的特征图需要大量时间，而且如果想训练一个端到端的模型，内存也不够。

（b）单个特征图（Single Feature Map），是传统的只使用最高层特征图来预测的方法，如 Fast RCNN，Faster RCNN。

（c）特征金字塔结构（Pyramidal Feature Hierarchy），第一次使用这种结构的就是 SSD（Single Shot MultiBox Detector）物体检测模型，该模型复用了不同层次上的特征图，没有上采样过程，且前向网络已经计算好了，不需要额外的计算。但 SSD 并没有充分利用不同尺度的特征图，而低层高分辨率的特征图对小物体的检测非常重要。

（d）特征金字塔网络（FPN），FPN 从多个层上提取不同尺度的特征图，形成一个特征金字塔，然后从上到下构建一个路径（Top-down Pathway），并加入中间连接（Lateral Connections，LC）。

征来弥补低层的局部特征，通过 LC 得到高分辨率（低层特征）、强语义（高层特征）的预测。图 5-14 两种预测形式的比较。

图 5-14 展示了结构相似但预测方法不同的两种模型。两种模型都是通过上采样和低层特征做融合，但图 5-14 展示的只是从上到下产生单一的高分辨率特征图来进行预测，如 U-Net，而图 5-15 展示的 FPN 是从高层到低层每一层都单独进行预测。

图 5-15 展示了 FPN 中横向连接和自上而下路径的连接方法。具体细节为：自上而下路径中，用最近邻上采样法将高层的特征图上采样，即最

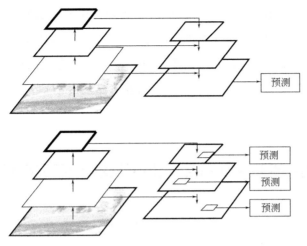

图 5-14　两种预测形式的比较

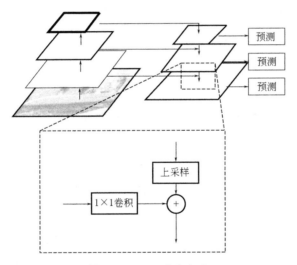

图 5-15　FPN 融合方法

近相邻插值算法（Nearest Neighbor Interpolation），是一种速度很快的图像像素模拟方法，缺少的像素通过直接使用与之最接近的原有像素的颜色生成，也就是说照搬旁边的像素，将空间分辨率（Spatial Resolution）放大两倍后记为 $mapup$；低层特征通过 1×1 卷积与高层特征通道数相同，记为 $mapdown$；将 $mapup$ 与 $mapdown$ 进行逐像素相加，迭代直到产生拥有最佳分辨率的特征图；迭代后，在每个合并的特征图上进行 3×3 卷积输出最终的特征图。

　　FPN 这样的相加操作可以高效融合低层和高层的信息。对于小目标检测，一方面需要高分辨率的特征图来关注局部信息；另一方面需要低分辨特征图中更全局的信息来更准确判断小目标存在的概率以及具体位置。所以本章基于 FPN 的这一思想，提出了多尺度 3D 特征金字塔检测模型来进行候选结节检测。

5.5 多尺度 3D 特征金字塔网络及肺结节检测

　　本阶段的目标是尽可能多的检测出候选结节为下一阶段的结节精检测做准备，算法预测的疑似包含结节的区域为本阶段输出的候选区域。在 CT 图像中检测候选结节本身就是一个 3D 目标检测的问题，3D 网络能够考虑结节的空间维度信息，比 2D 的网络表现更好。另外结节的大小不一，单一尺寸的检测可能会漏掉一些目标。针对这些问题，本章节提出多尺度 3D 特征金字塔检测模型（Multilevel 3D Feature Pyramid Detection Model，MFDM），来融合低层高分辨率的位置信息和高层低分辨率的分类信息，并在多个尺度上进行位置和分数的预测。网络结构如图 5-16 所示。一个固定大小为 224 像素×224 像素×224 像素的 3D cube 对整张 CT 图像进行划窗式扫描，一次步长为 1，用 MFDM 提取 cube 中的特征，并预测 cube 中含有结节的概率和结节可能存在的位置。

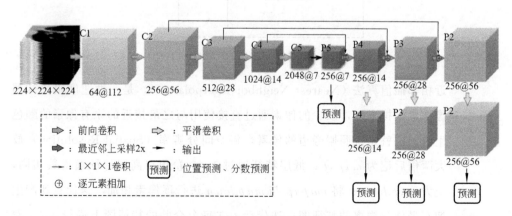

图 5-16　多尺度 3D 特征金字塔检测模型

　　MFDM 架构主要分为两部分：左边下采样部分和右边上采样部分。

　　（1）下采样部分　该部分就是 3D 卷积的前向卷积过程，包含了 CT 图像上的原始特征信息，而原始特征代表了准确的位置信息。本阶段将 ResNet101 改成 3D 版本，作为 MFDM 下采样部分前向卷积的 backbone，具体网络配置见表 5-1。因为 3D C1 比较大，很占内存，所以舍弃不用，下采样部分只选择 3D C2～C5，它们分别对应 3D ResNet101 的每个阶段的最后一个残差块的输出特征 volume，每个阶段过后特征 volume 尺寸都减半。因为 ResNet 的残差块学习的有效性，以及 3D 架构学习结节的空间上下文信息的天然优势，下采样部分中的卷积特征 volume 的特征表示能力得到保证。

表 5-1　MFDM 网络配置

层次	通道数	特征图大小/像素	操作	预测
input	1	$224 \times 224 \times 224$	—	—
3D C1	64	$112 \times 112 \times 112$	—	—
下采样部分				
3D C2	256	$56 \times 56 \times 56$	—	—
3D C3	512	$28 \times 28 \times 28$	—	—
3D C4	1024	$14 \times 14 \times 14$	—	—
3D C5	2048	$7 \times 7 \times 7$	—	—
上采样部分				
3D P5	256	$7 \times 7 \times 7$	1 [3D C5]	P5
3D P4	256	$14 \times 14 \times 14$	[3D P5]$\times 2 \oplus$	
3D P4	256	$14 \times 14 \times 14$	smooth [3D P4]	P4
3D P3	256	$28 \times 28 \times 28$	[3D P4]$\times 2 \oplus 1$[3D C3]	
3D P3	256	$28 \times 28 \times 28$	smooth [3D P3]	P3
3D P2	256	$56 \times 56 \times 56$	[3D P3]$\times 2 \oplus 1$[3D C2]	
3D P2	256	$56 \times 56 \times 56$	smooth [3D P2]	P2

　　（2）上采样部分　因为深度学习网络的内在特性，靠后的层有着更强、更抽象的语义特征，对目标的位置、方向和大小等敏感性比较低，对分类很有帮助，可以很好地判别出输入对象中包含什么类的目标，有助于分类性能的提高。但是在本阶段的任务中，不仅要检测结节存在的概率，

还要预测出结节所在的位置。为了结合低层中的小物体的语义（准确位置信息）和高层的抽象信息，本阶段在 MFDM 中加入了中间连接，充分利用不同层次的特征 volume 的特性。表 5-1 中，1 表示进行 $1\times1\times1$ 卷积的通道降维操作；$\times2$ 表示进行最近邻上采样操作，空间分辨率放大 2 倍；L 表示进行逐元素相加操作。上采样部分的流程如图 5-17。

输入：3D C5

输出：P2～P5

1：从 3D C5 开始，进行 1 操作，降维到 256 个通道，生成 3D P5，即为最终的 P5。

2：将 3D P5 进行 $\times2$ 操作，处理后的特征 volume 记为 maxup，3D C4 进行 1 操作，降维到 256 个通道，记为 maxdown，然后 maxup 与 maxdown 逐元素相加。

3：重复步骤 2，直到 3D P2 结束。

4：在 3D P2～P4 上分别使用 $3\times3\times3$ 卷积，得到最终特征 volume：P2～P4。

5：输出 P2～P5。

图 5-17　MFDM 上采样部分过程算法

在每个合并的特征 volume 上进行 $3\times3\times3$ 卷积输出最终的特征 volume，然后预测结节所在位置的中心点坐标以及结节的概率。下一阶段将以这个中心点来划取候选结节的 cube。

5.6　实验结果与分析

本实验是基于 LUNA16 数据集进行实验，一共 888 个病例，选取训练集病例 750 个，测试集病例 138 个。实验使用一张 NVIDIA Titan X 11G 显卡在 Ubuntu16.04 的系统环境下进行训练，网络结构使用通道——空间注意力机制的 3D U-Net 网络，图像输入大小放缩为 64 像素 $\times$ 64 像素 $\times$ 64 像素，批处理大小为 64，本实验一共训练了 300 轮，耗时 83h。使用 Adam 优化器，其中初始学习率设置为 0.01，在 epoch 分别为 200 和 250 时分别将学习率衰减为 0.001 和 0.0001。同时本实验还设立比了四组对比实验，分别是 2D U-Net、3D U-Net、通道注意力机制的 3D U-Net 和空间注意力机制的 3D U-Net。

5.6.1　U-SENet 实验结果与分析

在相同的配置环境下，总共进行了 5 组对比训练，得到的实验结果如表 5-2 所示。从表 5-2 的实验结果可以看出，针对候选肺结节区域识别，3D U-Net 的分割效果比 2D U-Net 要好，与 2D U-Net 相比，3D U-Net 的 Iou 值提高了 0.022，2D U-Net 的训练时间为 104h，主要是因为 2D U-Net 输入是单帧的数据，因此同样一个 epoch，2D U-Net 需要训练更多的次数。3D U-Net 在加入通道注意力机制和空间注意力机制后，Iou 值都有了不同程度的提高，相比通道注意力机制，空间注意力机制提升了 0.024，同时通道注意力机制相对于 3D U-Net 的提升也有 0.014，由此可见，注意力机制在 3D 的语义分割过程中，确实可以起到分割效果的作用。在肺结结候选区域的分割过程中，空间注意力机制有更好的提升效果。另外，在 3D U-Net 网络中同时使用通道注意力机制和空间注意力机制，提升的效果更明显，相比原始的 3D U-Net，Iou 值提升了 0.033，与带空间注意力机制的 3D U-Net 相比，Iou 值也提升了 0.009，取得了较为明显的效果。本章介绍的通道——空间注意力 3D U-Net 与常用 2D U-Net 分割网络相比，Iou 值提升 0.055，取得了令人满意的结果。图 5-18 是单帧图片的分割效果展示图。

表 5-2　实验对比结果

网络结构	损失值	Dice	Iou	训练时间/h
2D U-Net	0.072	0.928	0.866	104
3D U-Net	0.059	0.941	0.888	75
通道注意力 3D U-Net	0.051	0.949	0.902	80
空间注意力 3D U-Net	0.046	0.954	0.912	78
通道—空间注意力 3D U-Net	0.032	0.968	0.937	83

其中，白色区域为根据肺结节标签 (x, y, z) 坐标以及直径画出来的圆，黑色区域为使用分割网络分割出来的区域。当黑色区域与白色区域重合度越大时，说明分割效果越好，从图 5-18 可以看出，带通道-空间注意力机制的 U-SE Net 分割出来的黑色区域与使用原始标签绘制的白色区域重合度最高，效果最好。

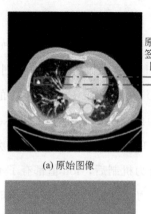
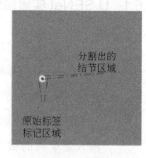

(a) 原始图像　　(b) 2D U-Net效果分割图　　(c) 3D U-Net效果分割图

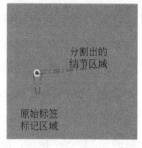
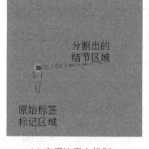
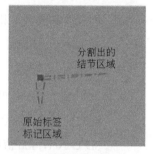

(d) 通道注意力机制　　(e) 空间注意力机制　　(f) 通道-空间注意力机制
3D U-Net效果分割图　　3D U-Net效果分割图　　3D U-Net效果分割图

图 5-18　分割效果展示图

5.6.2　MFDM 实验结果与分析

本小节对提出的 MFDM 方法在 LUNA16 挑战赛的公开数据集上进行评估，并与该比赛中已有的方法进行对比。LUNA16 挑战赛提供了一系列用 3 个已存在的候选结节检测算法检测出来的区域作为预筛选的候选结节，共计 551065 个，其中包含了 1120 个真阳性样本（敏感度为 94.4%），本章将该结果作为候选结节检测阶段的基准（baseline）。

表 5-3 对比了本章的方法与 baseline 以及 LUNA16 的候选结节筛选阶段的各个算法的性能。其中敏感度为主要评价指标，候选结节总数量一栏列出了各个方法在这一阶段检测出来的候选区域数量。在 LUNA16 挑战赛中，ETROCAD 实现了 92.9% 的最佳检测敏感度。而本章 MFDM 架构的敏感度提高到了 95.1%（1128/1186 个结节），高于 baseline 以及其他系统的敏感度。另外，MFDM 架构在敏感度更高的情况下检测出来的候

选结节总数量要低于 baseline。这说明了本章使用多尺度 3D 特征检测方法来进行候选结节筛选的有效性。

表 5-3　候选结节检测系统结果对比

系统名称	敏感度	候选结节总数量	真阳性/阳性总数
M5L	0.768	19687	911/1186
SubsolidCAD	0.361	258075	428/1186
ISICAD	0.856	298256	1015/1186
LargeCAD	0.318	42281	377/1186
ETROCAD	0.929	295686	1102/1186
baseline	0.944	551065	1120/1186
MFDM(Ours)	0.951	302363	1128/1186

图 5-19 为从本阶段的检测结果中挑出的一些案例，标注了对应的结节置信度结果。为了尽可能多的检测出候选结节，本文将阈值设置为 0.3，所以这些置信度大于 0.3 的都被检测出来作为候选结节。图 5-19 上面一行为候选结节中的假阳性，下面一行为置信度很高的检测结果，即真阳性样本。图 5-20 可视化了 MFDM 架构检测出来的候选结节，相当于将候选结节对应的 3D cube 进行 2D 可视化，z 轴上的所有切片以从左到右从上到下的方式平铺开来，框为对应真阳性结果中结节直径最大的切片。

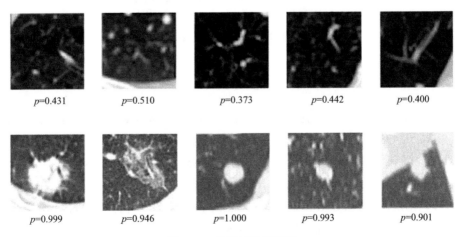

p=0.431　　p=0.510　　p=0.373　　p=0.442　　p=0.400

p=0.999　　p=0.946　　p=1.000　　p=0.993　　p=0.901

图 5-19　检测结果置信度

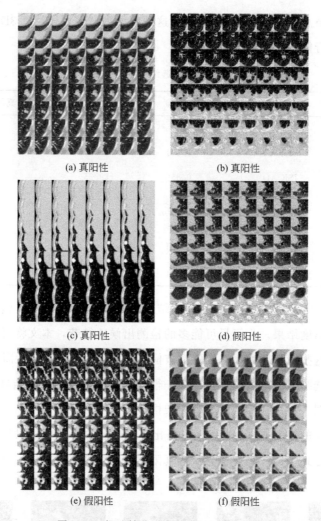

(a) 真阳性   (b) 真阳性

(c) 真阳性   (d) 假阳性

(e) 假阳性   (f) 假阳性

图 5-20 候选结节对应的 3D cube 可视化

参考文献

［1］ Chikkerur S，Serre T，Tan C，et al. What and where：A Bayesian inference theory of attention ［J］. Vision research，2010，50 （22）：2233-2247.

［2］ Dongcai Cheng ，Gaofeng Meng ，et al. SeNet：Structured Edge Network for Sea-Land Segmentation ［J］. IEEE Geoscience and Remote Sensing Letters，2017，14 （2）：247-251.

［3］ Cho K，Merrienboer B V，Gulcehre C，et al. Learning Phrase Representations using RNN Encoder-Decoder for Statistical Machine Translation ［J］. Computer Science，2014，arXiv：1406.1078.

［4］ Mao J，Xu W，Yang Y，et al. Explain Images with Multimodal Recurrent Neural Networks ［J］. Computer Science，2014，arXiv：1410.1090.

[5] Britz D, Goldie A, Luong M T, et al. Massive Exploration of Neural Machine Translation Architectures [J]. arXiv e-prints, 2017, arXiv: 1703. 03906.

[6] Simonyan K, Zisserman A. Very Deep Convolutional Networks for Large-Scale Image Recognition [J]. Computer Science, 2014, arXiv: 1409. 1556.

[7] Lin T Y, Dollar P, Girshick R, et al. Feature Pyramid Networks for Object Detection [C] // IEEE Conference on Computer Vision and Pattern Recognition. IEEE, 2017: 936-944.

[8] Girshick R. Fast R-CNN [J]. Computer Science, 2015, arXiv: 1504. 08083.

[9] Ren S, He K, Girshick R, et al. Faster R-CNN: towards real-time object detection with region proposal networks [C]. International Conference on Neural Information Processing Systems. MIT Press, 2015: 91-99.

[10] Redmon J, Divvala S, Girshick R, et al. You Only Look Once: Unified, Real-Time Object Detection [C]. Computer Vision and Pattern Recognition. IEEE, 2016: 779-788.

[11] Zagoruyko S, Komodakis N. Wide Residual Networks [J]. arXiv e-prints, 2016, arXiv: 1605. 07146.

[12] Torres E L, Fiorina E, Pennazio F, et al. Large scale validation of the M5L lung CAD on heterogeneous CT datasets [J]. Medical Physics, 2015, 42 (4): 1477-89.

[13] Jacobs C, van Rikxoort E, Twellmann T, et al. Automatic detection of subsolid pulmonary nodules in thoracic computed tomography images [J]. Medical Image Analysis, 2014, 18 (2): 374-384.

[14] Murphy K, Van G B, Schilham A M, et al. A large-scale evaluation of automatic pulmonary nodule detection in chest CT using local image features and k-nearest-neighbour classification [J]. Medical Image Analysis, 2009, 13 (5): 757-770.

[15] Setio A A, Jacobs C, Gelderblom J, et al. Automatic detection of large pulmonary solid nodules in thoracic CT images. [J]. Medical Physics, 2015, 42 (10): 5642-5653.

[16] Tan M, Deklerck R, Jansen B, et al. A novel computer-aided lung nodule detection system for CT images. [J]. Medical Physics, 2011, 38 (10): 5630-5645.

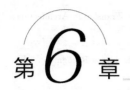

第6章

3D 全卷积网络设计与肺结节精检测

本章使用由第 5 章 U-SE Net 检测出来的候选结节作为假阳性样本，与经过形态学预处理后的肺结节样本分别输入到构建的 3D Resnet 以及 FC-C3D（Fully Convolutional C3D）网络模型中。残差网络是 2015 年的 ILSVRC（ImageNet Large Scale Visual Recognition Challenge）的一项工作，同时它获得了该竞赛图像分类和物体识别的优胜。其特别之处在于相对于浅层网络，残差网络能够增加相当的深度以提高准确率，并且更容易优化。训练网络中的"Convolutional Block"利用了跳跃连接，从而减轻了随着网络深度增加而引起的梯度消失现象。本章构建的 3D Resnet 以及 FC-C3D 网络模型对 3D 网络卷积核的不同尺度与时间深度做了对比实验，并证明了 $3 \times 3 \times 3$ 大小卷积核在 3D 网络中无论是参数量、计算量还是模型效果上都有明显的优势。基于 FC-C3D 网络的假阳性剔除见图 6-1。

为了降低网络假阳性率、提高网络敏感性，本章将第 5 章筛选的假阳性样本作为难训练样本输入网络，并针对样本不平衡的问题从数据和算法两个层面进行优化。同时在训练过程中使用动量优化 MBGD，加速模型学习和防止参数走向梯度敏感的区域，使用 10 折交叉验结果合并作为最终的预测结果。

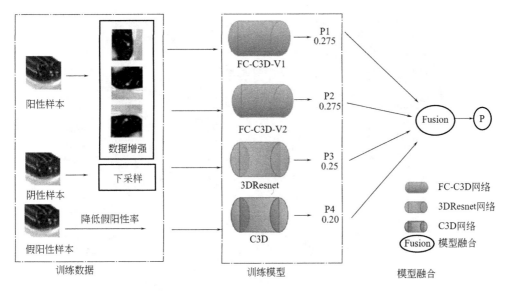

图 6-1　基于 FC-C3D 网络的假阳性剔除

6.1　3D 全卷积网络

6.1.1　C3D 网络

对于胸部 CT 影像数据而言，肺结节存在于一份 CT 影像的多个切片上，需要利用到结节中心坐标所在的切片以及前后以结节直径而确定的切片，这和视频数据集中帧图片的概念极为类似。图 6-2、图 6-3 分别是 CT 图像中两个肺结节所在的连续切片。图 6-4 是视频中动作连续帧。通过对比应用于视频行为识别的 C3D、I3D 以及 TSN 网络证明 C3D 网络对于静态图像或者短时序图像的分类效果最好。本章基于应用于 UCF101 视频数据集的 C3D 网络进行改进并实验，并得到了理想的效果。

3D 卷积网络最早在行为识别上被提出。其中 C3D 网络使用 UCF101 数据集进行实验，该数据集是行为识别分类数和样本总量最大的数据集，一共由 13320 段视频、101 个分类组成。

在视频分类中，卷积核与池化核的定义使用 $d \times k \times k$ 来定义。$k \times k$ 代表卷积核或者池化核的大小，d 代表卷积核或者池化核的时间深度。对

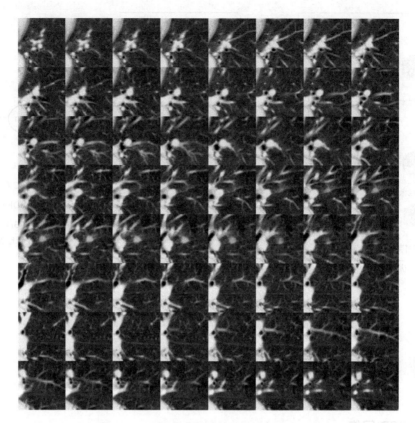

图 6-2　CT 图像中的肺结节连续切片（一）

于视频片段的大小定义为 $c \times l \times h \times w$，$c$ 代表通道数量，l 代表组成视频的帧的数量，h 代表每帧图像的高度，w 代表每帧图像的宽度。对于卷积神经网络来说，在网络中，输入为视频的片段，分类为 101 个不同动作的类别。为了方便网络的输入，每张输入帧的大小设定为 128×171，帧的个数设置为 16。在对视频数据集进行裁剪后输入的尺寸统一为 $3 \times 16 \times 128 \times 171$ 大小。为了增加训练样本的多样性，增加了随即裁剪的尺寸为 $3 \times 16 \times 112 \times 112$ 的随机裁剪片段。

　　通常 3D 卷积网络结构使用多个卷积层以及池化层用不同的方式进行叠加。C3D 网络包含五个卷积层，其中卷积核的分别设置为 64、128、256、256、512。后面连接有 2 个全连接层以及 softmax 层。卷积核的深度对于五个池化层，由于无法太早地合并时间信号，第一个池化核的大小设置为为 $1 \times 2 \times 2$。后面的四个池化层为了将输入信号减小到原来的 1/8，

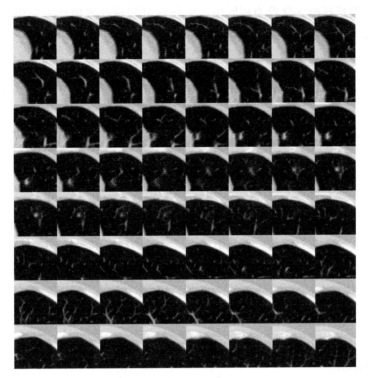

图 6-3　CT 影像中的肺结节连续切片（二）

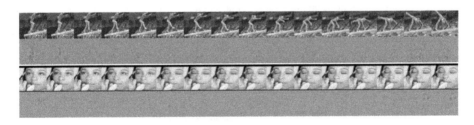

图 6-4　视频中连续动作帧

统一设置为 $2 \times 2 \times 2$ 大小，步长为 1 的最大池化。在经过两个全连接层后得到 2048 个输出。设置初始学习率为 0.003，每经过 4 次迭代后，学习率除以 10。网络一共经过 16 次迭代。

根据研究目的的不同，在短视频分类任务中，为了更好地使用深层网络聚合视频时间信息（Temporal Information），需要对 3D 卷积网络进行一些优化，在保持网络其他参数不变的情况下对卷积核的深度做一些修改。实验一共选取了两种架构，分别是变化的时间深度和均匀时间深度。

（1）变化的时间深度对比实验　使用均匀时间深度架构时，需要将所有卷积核的深度设为相同值。变化的时间深度架构使用变化的时间深度，即对不同的卷积核设置不同的时间深度。实验为了均匀设置，对 d 取值为 1、3、5、7 四种时间深度进行了实验，并根据其特性命名为 depth-d。其中 depth-1 网络可以理解为在单独的视频帧上面进行 2D 卷积，即二维卷积神经网络。接下来对两种变化的时间深度网络进行对比实验。当五层卷积层的时间深度变化分别为 3、3、5、5、7 和 7、5、5、3、3 时，在最后一层池化层具有相同的输出信号尺寸。当池化层的输出结果输入到全连接层时，参数量的大小是相同的。但是因为卷积核时间深度的变化，他们的参数量在卷积层上有所区分。但是此时全连接层的参数量以百万计，因此卷积层上参数数量的差异小到可以忽略不计。例如，当上面任意两个网络时间深度差为 2 的时候，网络中的参数量差距大概在 17000 左右。最能体现参数数量差异极小的例子是 depth-1 网络和 depth-7 网络，depth-7 网络比 depth-1 网络多了 51000 个以上的参数，即使这样也不到这两个网络 17500000 万参数量总数的 0.3％。这表明可以忽略参数量的影响来比较网络能力。

（2）均匀时间深度对比实验　实验在 UCF101 训练集进行网络的训练以及比较。结果表明"二维卷积神经网络"depth-1 明显性能差于其他网络，当选取 depth-3 网络结构时网络性能最好。和变化的深度神经网络相比，仍然是 depth-3 网络结构时网络性能最好，但是 depth-3 网络结构和变化时间深度的网络相比差异较小。为了得到更好的性能，实验尝试了采取更大的感知野（例如 5×5）和全输入分辨率（240×320），但得到的效果没有明显的改变。

根据实验结果，3×3×3 的 3D 卷积核是 3D 卷积神经网络的最佳选择，并且在视频分类网络中始终优于 2D 卷积神经网络。为了保证实验的严谨性，还验证了 3D 卷积网络在大规模数据集（I380K）上的性能完全优于 2D 卷积神经网络。

（3）C3D 卷积网络　根据之前的实验结论，C3D 卷积网络采取了 3×3×3 的 3D 卷积核，这种均匀的 3D 卷积核可以使网络获得更好的性能。C3D 网络的结构图如图 6-5 所示。①网络一共有 8 个卷积层，其中 3D 卷积核大小全部选取 3×3×3，步长为 1×1×1。②网络每一个或者两个卷积层后跟有一个池化层，第一个池化核大小设置为 $1\times2\times2$，步长为 $1\times2\times2$。后面的 3D 池化层 3D 池化核大小设置为 $2\times2\times2$，步长为 $2\times2\times2$。③最后由两个全连接层以及一个 softmax 层组成。

| Conv1a 64 | Pool1 | Conv2a 128 | Pool2 | Conv3a 256 | Conv3b 256 | Pool3 | Conv4a 512 | Conv4b 512 | Pool4 | Conv5a 512 | Conv5b 512 | Pool5 | fc6 4096 | fc7 4096 | softmax |

图 6-5　C3D 卷积网络

注：Conv 为卷积层，Pool 为池化层，fc 为全连接。

6.1.2　FC-C3D 网络

如表 6-1 所示，网络输入经过预处理操作完成的三维图像为肺部 3D Cubes，即大小为 32mm×32mm×32mm 大小的三维图像。与 C3D 网络使用视频帧，16mm×128mm×171mm 的尺度相比，32mm×32mm×32mm 的输入尺度看起来比较小，但是通过对 32mm×32mm×32mm、48mm×48mm×48mm、56mm×56mm×56mm 三种输入尺度的对比，32mm×32mm×32mm 输入尺寸的网络性能最好。整个改进的 C3D 网络一共包含 14 层（图 6-6）。

表 6-1　FC-C3D 网络结构

层	感受野	步长	激活函数	输出	标注
Input				$32\times32\times32,1$	
Avg pool	$2\times1\times1$	$2\times1\times1$		$16\times32\times32,1$	对 z 轴降采样
3D Conv	$3\times3\times3$	$1\times1\times1$	Relu	$16\times32\times32,64$	
Max Pool	$1\times2\times2$	$1\times2\times2$		$16\times16\times16,64$	z 轴尺度不变
3D Conv	$3\times3\times3$	$1\times1\times1$	Relu	$16\times16\times16,128$	
Max Pool	$2\times2\times2$	$2\times2\times2$		$8\times8\times8,128$	
3D Conv($2\times$)	$3\times3\times3$	$1\times1\times1$	Relu	$8\times8\times8,256$	
Max Pool	$2\times2\times2$	$2\times2\times2$		$4\times4\times4,256$	
3D Conv($2\times$)	$3\times3\times3$	$1\times1\times1$	Relu	$4\times4\times4,512$	
Max Pool	$2\times2\times2$	$2\times2\times2$		$2\times2\times2,512$	
3D Conv	$2\times2\times2$	$1\times1\times1$	Relu	$1\times1\times1,64$	瓶颈层
3D Conv	$2\times2\times2$	$1\times1\times1$	Sigmoid	$1\times1\times1,1$	
3D Conv	$2\times2\times2$	$1\times1\times1$	None	$1\times1\times1,1$	

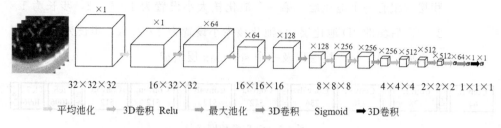

图 6-6　FC-C3D 网络

　　首先对 z 轴通过 $2 \times 1 \times 1$ 的池化核和步长，利用平均池化操作进行降采样。降采样的目的是让 z 轴平均到每个体素为 2mm，但这并不会影响网络对肺结节的检测性能，因为在 CT 扫描里，大多数的 z 轴会比 x 轴 y 轴的比例更大。所以对 z 轴的降采样反而可以使网络变得更轻，获得更好的性能。

　　随后对网络进行两次连续的卷积＋最大池化操作。两次卷积操作的核大小均调整到 $3 \times 3 \times 3$ 结构，根据 C3D 对 $3 \times 3 \times 3$、$5 \times 3 \times 3$、$7 \times 3 \times 3$ 三种卷积核的对比试验，$3 \times 3 \times 3$ 大小的卷积核的网络在训练 4 个 epoch 后效果开始明显优于其他卷积核大小。通过对 $3 \times 3 \times 3$、$5 \times 5 \times 5$ 卷积核的对比试验，效果并没有明显的差距。但是使用更小的卷积核能够在参数量和计算量上比更大的感受野有优势，可以加快网络收敛速度，减少训练时间，并且减小了模型体积，从而带来预测时间的加快，提高实时性。为了提高网络的表达能力，卷积层后面添加了线性修正单元（Rectified Linear Unit）。

　　Relu 在数学表达式上为分段函数，其定义如式（6-1）所示：

$$\text{Relu}(x) = \begin{cases} x & if \quad x > 0 \\ 0 & if \quad x \leqslant 0 \end{cases} \tag{6-1}$$

　　由式（6-1）可见，Relu 函数的梯度在 $x > 0$ 时为 1，反之则为 0。当 x 处于大于 0 的状态时，Relu 函数的梯度为 1（图 6-7）。在这种情况下 Sigmod 型函数存在的梯度饱和效应不会再出现，可以很大程度上缓解梯度问题，帮助随机梯度下降方法收敛。

　　网络的中间使用了连续两个 3D 卷积×2 的操作，参考了 VGG16 使用两个连续的 $3 \times 3 \times 3$ 卷积代替 $5 \times 5 \times 5$ 卷积的设计。这样的改动在保证具有相同感受野的前提下提升了网络的深度，同时具有相同感受野大小，从

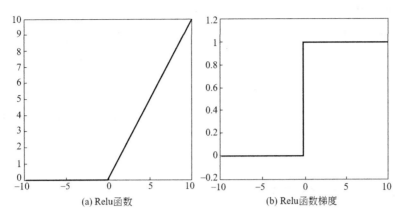

图 6-7　Relu 函数与函数梯度

而提升网络效果。

为了在保证 z 轴尺度不变的情况下对网络进行降采样，网络设计了 $1\times2\times2$ 感受野的最大池化层。在网络进行池化操作后，特征图中的每一个体素代表着输入特征图中一个 $1\times2\times2$ 的像素，从而达到了在深度上进行维度约减的作用。模型经过池化操作后由于针对后面卷积层的输入减小，从而计算量和参数个数也有所减小，并且达到抽取更为宽广的特征的作用。为了将输入的 3D Cubes 大小变化为原来的十六分之一，后面的三个最大池化层的池化核均一设置为 $2\times2\times2$ 大小。

3D 卷积与池化操作与 2D 图像有所不同。当进行卷积操作时，固定大小的卷积核（ConvKernel）按照步长（Step）以及 same 填充方式（Padding）依次对输入的体素（InputVol）进行扫描计算，生成一个 3D 特征图，即体素。3D 卷积计算输出特征体素方式如式（6-2）所示：

$$(\text{InputVol} - \text{ConvKernel} + 2\text{Padding})/\text{Step} + 1 \qquad (6\text{-}2)$$

将输入的体素与权重值进行计算后，经过线性修正单元输入到池化层。3D 池化层与 2D 池化层的不同在于降采样的过程降低的是特征体素空间尺度，从而达到维度约减的作用。记池化核大小为 PoolKernel，步长为 Step，3D 池化层计算特征体素的方式如式（6-3）所示：

$$(\text{InputVol} - \text{PoolKernel})/\text{Step} + 1 \qquad (6\text{-}3)$$

为了显著地减少过拟合现象，本章在每个批次的训练中忽略一半的特征检测器。通过将一半的隐藏层节点设置为 0 达到更优的训练效果。改进的 C3D 网络中是用来这样的 Dropout 层添加在每个最大池化层后面，从而降低特征检测器数量，减少隐藏节点之间的相互作用。网络的 Dropout 依次设定为 0.25、0.25、0.5、0.5。例如，当 Dropout＝0.25 时，在向前传播的过程中让神经单元的激活值采取最佳概率 0.25 暂停工作，得到的网络就不会太倾向于某些局部的特征，模型的范化能力得以增强。

6.2 模型性能分析与改进

6.2.1 测试数据

本章训练的 3DResnet、C3D 以及 FC-C3D-V1 模型使用了两部分的数据，数据如下：

使用 LUNA16 数据集的 888 例 CT 影像，根据全球最大公开肺部 CT 数据集以及 LIDC-IDRI 数据集提供的肺结节相关信息标签。其中包括 5779 例阳性样本以及 573886 例阴性样本。

由第 5 章 U-SE Net 网络检测出来的所有肺结节，剔除真阳性样本，选取其余 7057 例假阳性样本作为难训练样本输入网络。

在以上数据基础上，对于第二个模型 FC-C3D-V2，实验拓展了 Kaggle 肺癌预测大赛提供的 Ndsb 数据集，并对 Ndsb 数据集的肺结节做了手动标注，其中一共包括 70422 例阳性样本以及 40754 例阴性样本。Ndsb 数据集来自 2017 年 Kaggle 最著名的肺癌检测挑战赛。它提供了超过 60GB 的 CT 数据，旨在寻找肺病变并确定是癌症的可能性，降低误报率，能够更早的使用干预措施挽救生命，是数据科学 Bowl 联合医学界展开肺癌检测算法的一个里程碑。

Ndsb 数据集包括 1000 张来自高危患者的 DICOM 格式的低剂量 CT 扫描图，每份影像包括数百张胸腔轴向切片。每张图像都有可变数量的 2D 切片，这些切片可以根据扫描的机器和患者的情况而变化。CT 的注释文件保存在 csv 文件中，包含 patientid（患者唯一病例号）以及 cancer（是否患有癌症）信息。

Dicom 又称为医学数字成像和通信,同时是 Dicom 医学图像和相关信息的国际标准(ISO 12052)。Dicom 成像又含括 CT 影像的所有像素值以及 CT 影像的相关数据,如图像类型、方向、原点坐标等。放射医疗等诊断设备成像的标准为 Dicom 格式,X 线、CT、核磁共振、超声等诊断手段通常使用其作为标准。

对于医学影像,图片的像素值又被称为 HU,它是一个整数,用来对物质放射密度量化值进行解释。CT 影像包含有上百张切片,每张切片像素点固定值为 512×512。Dicom 为标准医疗影像格式,每个像素点由 2 字节组成,而每张 CT 切片占用的内存为 512kB。

对肺部影像的预处理分以下几个步骤,分别是读取肺部 CT 影像,然后对三维 CT 图像进行重采样操作。重采样后的 CT 影像每个体素都对应实际尺寸 1mm×1mm×1mm 的尺度。然后对 CT 影像切片进行图像形态学操作,得到肺部 mask 和原始图片叠加后的影像,从而方便 ROI 区域的提取。医学扫描图像是三维图像,需要查看不同切面的切片(slices)。每张 CT 切片包含 512×512 个像素点。在预处理时首先将像素转化为 HU 单元。

(1)三维 CT 图像重采样　对于 CT 图像而言,不同扫描面的像素尺度、细粒度不尽相同,这会给 3D 卷积网络的训练带来困难,需要将扫描图像的大小放缩到同一尺度下才能输入网络进行训练。CT 图像由 $[Z, X, Y]$ 三个坐标组成,其中 X、Y 构成了 2 维切片。2 维切片上每个像素一般代表着实际尺寸 $[0.76mm, 0.76mm]$ 左右的实际尺寸。对于 Z 轴而言,CT 切片间距由于不同设备的影响,层厚并不全是标准的 1mm,不同设备可能按照 2mm 或者 2.5mm 的层厚进行取样。本文尝试了不同尺度的处理方案,并通过实验表明,当 CT 中每个体素代表 1mm×1mm×1mm 体积时精度和计算量最适合。为了对 CT 图像的 $[Z, X, Y]$ 进行重采样操作达到每个体素都对应实际尺寸 1mm×1mm×1mm 的尺度,首先将 X、Y 的水平轴比例因子设为 1,对 X、Y 轴进行双线性插值。选择待插值点附近 4 个像素点计算欧式距离最短的邻点的灰度值作为这个点的灰度值。同时对 Z 轴进行双线性插值,增加切片样本数量将层厚均匀为 1mm。

(2)坐标系转换　数据集对于肺结节的标注是基于 CT 坐标系的,而真实的坐标系中,原点坐标为标准值(0,0,0)。这意味着需要将标注的世界坐标转化成为真实坐标才能在检测的时候够对肺结节进行准确的提取。本文通过坐标转换公式对肺结节坐标进行转换：[肺结节中心坐标（世界坐标系）－原点坐标（世界坐标系）]/切片体素＝[（肺结节坐标）真实坐标系－（0，0，0）]/1。

（3）CT影像形态学处理

① 图像二值化（Image Binarization）：CT影像是由0～255共256级表示出来的，但是由于肺结节除了实质性小结节外，还包含磨玻璃结节等非实质结节。为了寻找肺结节ROI区域，根据CT影像像素点灰度值的区别进行图像二值化操作，使得处理后的结果为黑白影像。

② 清除边界：CT影像切片经过一系列处理后肺部周围有大量留白以及其他器官经过二值化处理后的黑色区域，为了寻找肺部ROI区域，清除肺部周围二值图像中边界值置为黑色。

③ 连通区域标记：经过图像二值化操作以及清除边界处理后，肺部整体轮廓已经被提取出来，为了将左肺、右肺以及肺外气泡这三处连通区域进行区分，实验进行连通区域标记操作。连通区域是指区域里所有像素点都满足任意两个像素点相邻且值相同的区域。当连通区域的所有像素点使用同一个数值标注之后，标记工作完成。

④ 删除小块区域：肺结节的检测过程只需要左肺以及右肺两块大块区域，经过上述三步处理后，肺外气泡仍然存在，属于非ROI区域，需要删除（切片中间像素值为0的区域）。对于一些零散的小块区域也需要直接删除。

⑤ 腐蚀操作（erosion）：肺部组织包含错综复杂的血管，而肺结节出现的地方极易在CT影像和血管区域重合，从而影响ROI区域的寻找。为了分离附着在血管上的肺结节，实验将0值扩充到邻近像素，扩大黑色的部分，同时减少白色部分来去掉毛刺以及孤立的像素。

⑥ 闭运算以及孔洞填充：对进行膨胀操作后的CT影像再进行腐蚀操作，用来填充孔洞，得到肺部mask图像。其中背景为黑色，左肺以及右肺mask为白色。

⑦ 在经过以上步骤的处理后得到了肺部mask，然后在输入图像上叠加二值mask可以得到经过图像形态学处理后的肺部图像。

深度学习模型效果受到训练样本划分偏差的影响。当样本的划分趋于平衡时，训练模型的效果往往获得更优的效果。当由于随机划分的训练样本倾向于阴性样本时，模型的范化能力会有所降低。本书的阳性样本与阴性样本数量分别为 76201 个、1188526 个，为了提高模型范化能力，本章分别从数据层面和算法层面两个方面介绍不平衡样本的处理。

数据层面，本章进行数据重采样操作，同时分别对阳性样本与阴性样本做上采样以及下采样操作。上采样即对与数据量较少的阳性样本做数据增强，扩展阳性数据。对于阴性样本进行下采样，但并不是随机的对图像进行丢弃，这样会降低训练数据的多样性并影响范化能力。本书在批处理训练的过程中进行了严格的把控。对于样本数量倾向过重的部分在随机抽取时进行数量限制，并分别对每次批训练的阳性样本放大比例设置为 1：10、1：5、1：2 进行对比试验。实验证明，当阳性样本放大比例为 1：10 时模型效果最好。

阳性样本的数据增强分别使用了 Scale（缩放增强）、Crop（随机裁剪）、Flip（翻转增强）、Translation（图像移动）、Rotation（旋转增强）等方法。效果图如图 6-8 所示。最终将阳性样本数量扩大到原来的 10 倍。

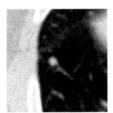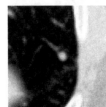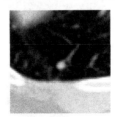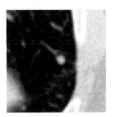

(a) 原始样本　　　　(b) 翻转增强　　　　(c) 翻转增强　　　　(d) 翻转增强

图 6-8　数据增强示例

算法层面，本章针对阴性样本的"欠学习"现象，增加阴性样本错分的"惩罚代价"，并将"惩罚代价"直接体现在目标函数中。损失函数使用多损失联合训练，结合 Focal Loss 损失函数以及 MSE 对模型进行评估。其中，Focal Loss 损失函数用以处理肺结节数据集中假阳性样本难以分类，极易被分为阳性样本，且阳性样本与阴性样本数据量差距过大的问题，MSE 用于评估预测值和真实值之间的偏差。

本章针对由 U-SE Net 提取出来的假阳性结节以及 LUNA16 数据集和 Ndsb 数据集根据标签文件中的坐标信息，提取出 3D Cubes，如图 6-9 所示。

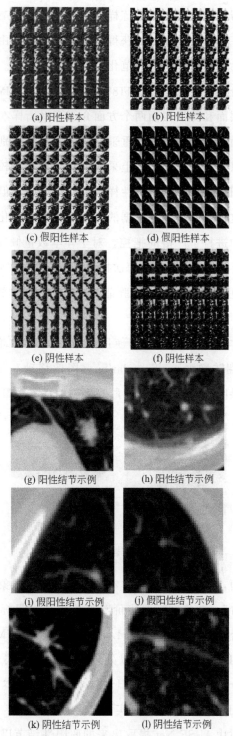

图 6-9　样本示例

(a)（b）（g）（h）为随机选择的真阳性样本，（c）（d）（i）（j）为随机选择的假阳性样本，
（e）（f）（k）（l）为随机选择的真阳性样本。

为了将 3D Cubes 更形象地展示出来，本章将切片平铺并按次序生成 8×8 张的平面图形以便于图形化展示。图 6-10 展示了 FC-C3D 网络输入的 3D Cubes 可视化图片，相较于 2D 网络而言充分利用了肺部 CT 的 z 轴空间特征。

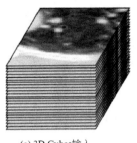 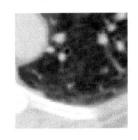

(a) 3D Cubes输入　　　　　　　　(b) 2D网络输入

图 6-10　3D 网络输入与 2D 网络输入样本

6.2.2　损失函数优化

本章使用 Luna16 数据集和 Ndsb 数据集的肺结节进行肺结节检测，并加入了第 3 章使用 3D U-Net 网络筛选出的假阳性肺结节进行训练。本书使用阳性样本与阴性样本数量分别为 76201 个、1188526 个。从样本量上可以看出阴性样本所占比重很大，加上假阳性样本后更加造成了样本不均衡的情况（表 6-2）。通常在阴性样本基数过大时，标准交叉熵损失函数可能会导致计算结果倾向于阴性样本。对模型训练效果影响较小的易分类样本会使得模型的整体训练目标形成偏差，只能区分出没有肺结节的背景却无法分辨具体的肺结节，造成无效学习。阴性样本占据了 Loss 函数输入参数的绝大部分，并且是易于分类的部分，所以导致 Loss 函数的梯度下降方向并不是本研究期望的方向。

表 6-2　数据及样本分布情况

数据集	样本数量/个
LUNA16 阳性样本（LIDC 数据集标签）	5779
LUNA16 阴性样本	573886
LUNA16 假阳性样本	76201
Ndsb 阳性样本	70422
Ndsb 阴性样本	40754

为了解决样本不均衡的情况，一些算法层面的处理方法被提出。其中针对消除类别不平衡，挖掘难分类样本的损失函数：Focal Loss 在这方面有很好的表现，它根据标准交叉熵损失进行修改如式（6-4）所示：

$$FL(P_t) = -(1-P_t)^\gamma \log(P_t) \tag{6-4}$$

Focal Loss 为实现难易样本的平衡，设置了 γ 因子与交叉熵损失函数进行结合，减少负类性样本的损失，让模型能够更加关注不易分类的正类样本。调制系数为 $(1-P_t)^\gamma$。如图 6-11 所示，不同的 γ 因子带来的预测结果有一定的差距。Focal Loss 曲线图中纵坐标为 loss 值，横坐标为样本被归类于真实类别的概率 P_t。图中使用 CE（Cross Entropy）表示标准交叉熵公式，FL（Focal Loss）表示改进的交叉熵。图中因子 $\gamma=0$ 时，损失曲线图可以理解为 CE 的损失。

P_t 值非常小趋近于 0 的时候，样本分类出错。此时调制因子（$1-P_t$）几乎为 1，不会对损失造成影响。相反来说，如果 P_t 值趋近于 1，那么调制因子（$1-P_t$）几乎为 0，分类效果相对较优样本的权值就因此减小。通过调制因子（$1-P_t$）$^\gamma$ 对易分类样本训练比重的减少，解决了易分类样本虽然可以单个样本收敛到很小，但是由于数量过多就会覆盖掉难分类样本损失的问题。

当 $\gamma=2$ 的时候，如果易分类样本的 $P_t=0.9$，那么其损失会降低到常用的交叉熵损失函数的 1/100；如果 $P_t=0.968$ 则损失会降低到标准的交叉熵损失函数的 1/1000。与难分类样本不同，对于 $P_t<0.5$ 的难分类样本，损失最多只降低到标准的交叉熵损失函数的 1/4。对比而言，通过调制系数的设置难分类样本的权重相对提升了很多。

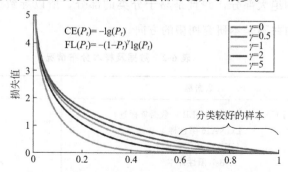

图 6-11　CE（Cross Entropy）损失和 FL（Focal Loss）损失曲线图（X 轴是 P_t）

在分类问题中，均方误差函数（Mean-Square Error：MSE）被用来计算预测结果与真实标签之间的差值。计算方式为 SSE/n。其中 SSE（Sum of Squares due to Error）称为和方差，用来计算训练预测的结果数据和原始真实标签的误差的平方和。MSE 和 SSE 计算公式如式（6-5）、式（6-6）所示：

$$MSE = \frac{SSE}{n} = \frac{1}{n} \sum i = 1^m w_i (y_i - \hat{y_i})^2 \qquad (6-5)$$

$$SSE = \sum i = 1^m w_i (y_i - \hat{y_i})^2 \qquad (6-6)$$

其中，y_i 代表真实数据，$\omega > 0$，n 为样本个数。由式（6-5）可以看出，当 SSE 趋近于 0 时 MSE 最小。此时得到的模型的拟合结果更好，数据预测也更加精确。

本章实验为了能够更好地对模型进行评估，使用了多损失联合训练方法，结合 Focal Loss 损失函数以及 MSE 对模型进行评估。其中 Focal Loss 损失函数用以处理肺结节数据集中假阳性样本难以分类，极易被分为阳性样本，且阳性样本与阴性样本数据量差距过大的问题，MSE 用于评估预测值和真实值之间的偏差。最终的损失为 Loss＝Focal Loss ＋MSE。

6.2.3 模型融合

在深度学习方向中的一个广泛性的定理是没有免费的午餐定理。顾名思义，天下没有免费的午餐，要想获得午餐必须付出一定劳动才能换取午餐。对于机器学习来说，一种算法（如算法 A）在特定数据集上的性能如果优于另一种算法（如算法 B），那么与此用时必然伴随着算法 A 在另外一个特定的数据集上的性能不如算法 B。这表明每一种算法都有其优势和不足，当在某些特定任务上性能优异时，在其他任务上可能处于劣势。这也符合世界运行的基本规律，没有哪一种模型是适用于所有数据集的，因此对于具体的数据集或者特定的任务，需要设计特定的算法和模型。

为了充分集成各种模型的特点，研究在输入层、中间层和输出层对各种模型的优势进行组合，以获得最大的性能优势，这就是模型融合。常用的模型融合方法有四种。分别是基于投票的融合方法、加权平均融合方法、基于 Bagging 的融合方法以及基于 Boosting 的融合方法。

　　为了方便介绍每种模型的原理和算法步骤，这里假设有三种基本模型 A、B、C，它们的预测值分别是 RA、RB 和 RC。

　　(1) 基于投票的融合方法　例如，对于分类任务来说，对于每个测试样例的输出是 A、B、C 三个模型投票最多的类别，如果三个模型分别投票给了不同的类别，那么最终的分类类别取分类置信度最高的类别作为该测试样例的最终分类类别。基于投票的融合方法是一种最简单的模型融合方法，它无需额外的参数，直接对多种基础模型的结果进行投票，投票多者确定为最终的结果。

　　(2) 加权平均融合方法　顾名思义，是对每个基本模型的输出结果赋予一定的权重。设对于 A、B、C 三种基础模型的权重分别为 λ_A、λ_B 和 λ_C，那么加权平均融合方法得到的最终结果可以表示为：

$$R_{final} = \lambda_A R_A + \lambda_B R_B + \lambda_C R_C$$

　　这里三个基础模型的权重的选取可以采用不同的策略。如果三个基础模型的性能相差不多，那么可以取 $\lambda_A = \lambda_B = \lambda_C = \dfrac{1}{3}$，这时加权平均融合方法是更加特殊的均值模型融合方法。如果三个模型的性能具有一定的差距，例如 A、B、C 三个模型的排名分别是 1、2、3，那么可以对排名靠前的模型赋予较大的权重，而对排名较后的模型赋予较小的权重，那么可以取 $\lambda_A = \dfrac{1}{2}$，$\lambda_B = \dfrac{1}{3}$，$\lambda_C = \dfrac{1}{6}$。

　　(3) 基于 Bagging 的融合方法　具体来说，基于 Bagging 的融合方法是采用有放回的方式进行抽样，是对数据集中的样本进行重复的抽样。利用每次抽样的样本子集来训练一个新的子模型，将这个抽样的过程重复多次，最后利用基于投票的融合方法或者加权平均融合方法。

　　基于 Bagging 的融合方法的算法步骤：①首先提取 T 个包括 m 个训练数据的子区域。②每个学习器都来源于各个子区域采样集的训练。③通过基于投票的融合方法将这些基学习器进行融合。

　　对于训练集 $D = \{(x_1, y_1), (x_2, y_2), \cdots, (x_m, y_m)\}$，基学习算法 ξ 以及训练轮数 T，那么对于 $t = 1, 2, \cdots, T$ 轮迭代，进行 $h_t = \xi(D, D_{bs})$，最终的输出如式 (6-7) 所示：

$$H(x)=\arg\max_{y\in Y}\sum_{t=1}^{T}\prod[h_t(x)=y] \tag{6-7}$$

（4）基于 Boosting 的融合方法　每一次的训练都更加注意分类错误的样本，对于当前轮迭代过程中分类错误的样例增加更大的权重，而对当前轮迭代过程中分类正确的样例降低权重。基于 Boosting 的融合方法就是这样采用一种迭代训练的方式，能够同时并行学习多个基本模型（分类器）。通过这样的方式，当进行下一轮迭代时，训练网络会将更多注意力集中于上一轮分类错误的样例，而降低对上一轮分类正确的样例的关注。经过多轮迭代后，最终将这些弱分类器进行加权求和，作为最终的分类器（图 6-12）。

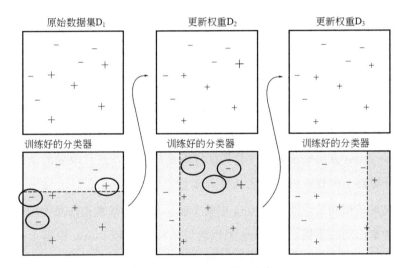

图 6-12　Boosting 模型融合

基于 Boosting 的融合方法的算法步骤如下：

① 初始化训练数据的权值分布如式（6-8）所示：

$$D_1=(w_{11},\cdots,w_{1i},\cdots,w_{1N}),\ w_{1i}=\frac{1}{N},\ i=1,2,\cdots,N \tag{6-8}$$

② 对 $m=1,2,\cdots,M$

使用具有权值分布 D_m 的训练数据集学习，得到基本分类器：$G_m(x)\colon X\to\{-1,1\}$

计算 $G_m(x)$ 在训练数据集上的分类误差率：

$$e_m=P[G_m(x_i)\neq y_i]=\sum_{i=1}^{N}w_{mi}I[G_m(x_i)\neq y_i] \tag{6-9}$$

计算 $G_m(x)$ 的系数：$a_m = \dfrac{1}{2}\lg\dfrac{1-e_m}{e_m}$

更新训练数据集的权值分布如式（6-10）～式（6-12）所示：

$$D_{m+1} = (w_{m+1,1},\ w_{m+1,2},\ \cdots,\ w_{m+1,i},\ \cdots,\ w_{m+1,N}) \tag{6-10}$$

$$w_{m+1,i} = \frac{1}{Z_m} w_{m,i}\exp[-\alpha_m y_i G_m(x_i)],\ i = 1,\ 2,\ \cdots,\ N \tag{6-11}$$

$$Z_m = \sum_{i=1}^{N} w_{mi}\exp[-\alpha_m y_i G_m(x_i)] \tag{6-12}$$

③ 构建基本分类器的线性组合如式（6-13）所示：

$$f(x) = \sum_{m=1}^{M} a_m G_m(x) \tag{6-13}$$

得到最终的分类器如式（6-14）所示：

$$G(x) = \text{sign}[f(x)] = \text{sign}\Big[\sum_{m=1}^{M}\alpha_m G_m(x)\Big] \tag{6-14}$$

基于 Bagging 的方法和基于 Boosting 的方法虽然有相似之处，但是仍然存在一定的不同：①Bagging 对于训练的样本会进行有放回的使用，因此在使用的训练集里每一轮选用的训练集都是相互独立的。但是对于 Boosting 方法来说，每一轮训练样本是固定的，进行改变的是每个样本在分类器上的权重设置。②从预测函数上看，Bagging 对于每个基本模型的权重是相同的，而 Boosting 中每个基本模型的权重往往是不同的。③根据样本比例的不同，Bagging 采用均匀采样，而 Boosting 根据上一轮样本的错误率来动态地调整样本的权重。④Bagging 方法能够并行执行各个预测函数，但是对于 Boosting 而言，预测函数是采用串行的方式进行的。本章模型融合过程如图 6-13 所示。

本章基于数据方面的考虑首先分别训练了两个网络。因为 CT 影像设备参数的差异，生成的 CT 影像可能有所区分。同时不同的数据集由不同的放射科专家进行了专业的标注，由于医生水平的不同，标注的结节质量也有所区别。本章首先使用了 LUNA16 数据集，以及手动提取的肺结节标签训练完成第一个模型为 FC-C3D-V1。第二个模型的训练数据在 LUNA16 的基础上添加了 Kaggle 有史以来奖金池最高的的肺癌检预测战赛提供的 Ndsb 肺结节数据集，第二个模型为 FC-C3D-V2。

基于投票的融合方法可以使融合后的网络相当于多名放射科专家对

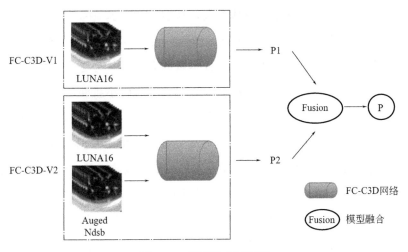

图 6-13　模型融合过程图

CT 影像进行审查，并给出专业的诊断意见，这毫无疑问可以提高对于肺部病变诊断的准确性。在融合的过程中，如果两个模型预测出来的结节概率不相等，则挑选结节机会大的结果进行保存，这样可以使尽可能多的阳性样本被检测出来，从而降低假阴性。记两个模型预测的结节可能性分别为 P_1、P_2，则计算公式如式（6-15）所示：

$$P = \begin{cases} P_1, & P_1 \geqslant P_2 \\ P_2, & P_1 < P_2 \end{cases} \tag{6-15}$$

当输出值在 0～1 之间时，阈值设为 0.5。如果是肺结节的概率<0.5，则结果 P 为阴性，否则为阳性。计算公式如式（6-16）所示：

$$R(P) = \begin{cases} 1, & P \geqslant th \\ 0, & P < th \end{cases} \tag{6-16}$$

6.2.4　模型训练

（1）权重初始化　本章没有采用简单的全零初始化或者随机初始化方式，而是采用了 tensorflow 内置的，更加鲁棒的 Lecun 正态分布初始化方法。该初始化方法将权重参数初始化为以 0 为均值，$\sqrt{\dfrac{1}{n}}$ 为标准差的正态分布，其中 n 为权重张量中的输入单元数量，它可以公式化的表示为：

$$W = \sum_{i=1}^{n} w_i \sim N(0, \sqrt{\dfrac{1}{n}}) \tag{6-17}$$

其中，W 是网络的总体参数，其中 $l=1$，2，…，n 是 n 层网络。

（2）批量梯度下降　根据 GPU 显存的占用情况，本章中将 batch size 的大小设置为 12。根据肺结节样本量的大小，时间复杂度以及算法的准确率可以将梯度下降算法分为三类。本章采用小批量梯度下降法（mini-batch gradient descent），即从训练集的总体样本中采样时，每次只选取一小批样本。BGD 是利用整个数据集去计算代价函数的梯度，之后采用 BP 算法进行梯度回传，从而更新网络的权重，以减少输出结果与真实标签之间的误差，使得模型像更准确地优化性能。对于数据样本比较小时，采用 BGD 能够取得较好的效果。但是当数据量比较大时，将整个数据集载入内存中无法适应现有设备的内存上限，并且过大的数据量使得梯度更新变得十分缓慢，这也不利于网络的学习。为了解决这个问题，SGD 随之被提出。顾名思义，SGD 是每次从训练集样本中采样一个样例进行梯度计算和回传，其优势是能够快速地进行梯度更新，并且不受数据集大小的影响，但是单一的样本往往具有独特的数据分布特性，可能会将网络参数带向远离最优点的地方，从而延长模型收敛的时间。为了中和两者的优势，本章采用 MBGD，即每次从训练集中采样一个小批次的样本，既能满足大数据集的迭代训练，每个小批次又能够规避单一样本的偏置属性，因此能够更好地训练网络。

（3）优化方案　直接采用 MBGD 虽然能够进行网络的训练和学习，但是每个批次的样本可能会将网络参数拉向一些梯度敏感的区域，梯度敏感的区域通常不是最优的解。因此，本章还采用动量来优化 MBGD，用来加速模型学习和防止参数走向梯度敏感的区域。本章将动量设置为 0.95，初始学习率设为 0.001，之后每经过 30 轮迭代将学习率衰减为原来的 10%。用于本章没有使用已有的预训练模型来初始化网络，为了能够快速从头开始学习 3D 网络，本章在迭代的初期设置了比较高的学习率，待网络逐渐收敛后再采用较低的学习率进行更精细化的学习。除此之外，为了防止发生过拟合，本章还采用了 Dropout 操作，同时搭配 Max-Norm 正则化，其目的是限制网络权重的大小，使得 $\|w\|_2 \ll r$，这里 r 是 Max-Norm 的可调节超参数，$\|\cdot\|_2$ 是 L2 范数。在本章中，通过实验验证，本研究将 Max-Norm 可调节超参数 r 设置为 4。将 dropout 和 Max-Norm

正则化相结合能够得到更优的性能。

（4）k 折交叉验证　对数据集使用改方法需要划分数据集至 k 个集合，每组含有相同数量的训练样本。交叉验证算法步骤如下。

① 首先数据集按照比例区分训练集以及验证集，任意从 k 个集合中抽取一个集合设定为验证机，其余的 $k-1$ 和集合样本为训练集。

② 网络模型的训练在 $k-1$ 个集合构成的样本上进行，每轮迭代之后在抽取的集合构成的验证集上评估模型的准确率。当模型收敛时记录在验证集上的预测结论。

③ 在 k 个集合的每一组样本都作为验证集重复第①、②步之后，将 k 组验证集的结果合并作为最终的预测结果。

在本章中，采用的是 10 折交叉验证，即 $k=10$。

6.3　实验结果分析

6.3.1　3 种实验方法对比

本章使用敏感度作为肺结节筛查实验结果的评价指标。在肺结节计算机辅助识别这一问题上，如果一份 CT 影像里面有肺结节则被认为是阳性（Positive），否则被认为是阴性（Negative）。本章的模型一共训练了 200 个 epoch，训练过程的损失如图 6-14，从图 6-14 可以看出，三个模型的训练过程大致相似，相对来说，融合之后的模型，训练过程更加平稳，最后收敛的损失也更小。

将 FC-C3D-V1、FC-C3D-V2、Fusion-FC-C3D 网络使用相同的测试集进行比较并绘制出 ROC（Receiver Operating Characteristic Curve）曲线。

ROC 曲线如图 6-15 所示。其中 FC-C3D-V1、FC-C3D-V2、Fusion-FC-C3D 的 AUC 指标分别为 0.897、0.921、0.939。

本章设计的 FC-C3D-V1、FC-C3D-V2 模型的 AUC 达到了 0.897 和 0.921。在将 FC-C3D-V1、FC-C3D-V2 进行模型融合，提高模型泛华性能后得到了 0.932 的效果，优于本章设计的其他模型。

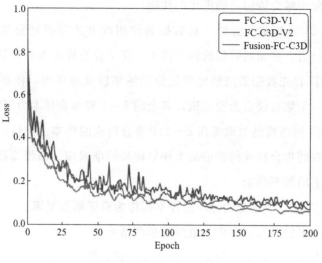

图 6-14　训练损失图

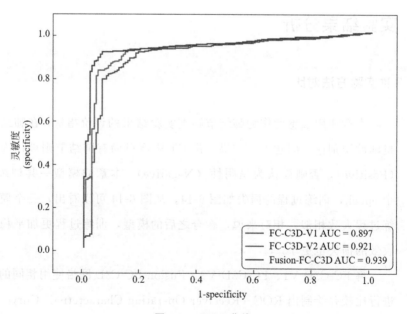

图 6-15　ROC 曲线

6.3.2　融合方法对比

以上是单模型的实验结果，为了验证模型融合的实验效果，本章针对模型融合进行了实验对比，包括了两种模型融合的方法，投票融合、加权平均融合。针对投票模型融合和加权平局模型融合，本章一共训练了

3DResnet、C3D、FC-C3D-V1、FC-C3D-V2 四个单模型。四个单模型的敏感度如表 6-3。

表 6-3　单模型的敏感度对比

模型	敏感度
3DResnet	90.2%
C3D	89.6%
FC-C3D-V1	90.4%
FC-C3D-V2	90.9%

为了比较模型融合的效果，本章将两个或多个单模型进行融合，以投票的方式确定最终的结果。融合后的模型敏感度如表 6-4。

表 6-4　投票表决融合模型的敏感度对比

模型	敏感度
3DResnet + C3D	90.5%
3DResnet + FC-C3D-V1	90.7%
3DResnet + FC-C3D-V2	91.3%
C3D + FC-C3D-V1	90.8%
C3D + FC-C3D-V2	91.0%
FC-C3D-V1 + FC-C3D-V2	93.2%
3DResnet + C3D + FC-C3D-V1	92.2%
3DResnet + C3D + FC-C3D-V2	92.6%
C3D + FC-C3D-V1 + FC-C3D-V2	92.4%
3DResnet + C3D + FC-C3D-V1 + FC-C3D-V2	93.2%

从上表中可以看出，采用模型融合优化方案时，随着融合模型量的增加，越容易得到更好的效果，把四个模型都融合时，敏感度达到了最高的 93.2%。

加权平均跟模型投票的本质是一样的，只不过不同的模型投票所占的比重不一样。本章使用遍历不同权重的组合进行加权模型融合，表 6-5 选取了性能最好的 10 组加权模型。

表 6-5　加权平均融合模型的敏感度对比

模型权重				敏感度
3D Resnet	C3D	FC-C3D-V1	FC-C3D-V2	
0.25	0.2	0.275	0.275	93.33%
0.25	0.22	0.26	0.27	93.30%
0.24	0.23	0.25	0.28	93.27%
0.28	0.23	0.25	0.24	93.26%
0.25	0.25	0.25	0.25	93.23%
0.24	0.24	0.26	0.26	93.22%
0.26	0.24	0.25	0.25	93.20%
0.25	0.26	0.24	0.25	93.01%
0.24	0.26	0.25	0.25	93.00%
0.23	0.24	0.27	0.26	92.99%

　　从表中可以看出，性能较高的加权模型融合主要集中在权重值 1∶1∶1∶1 的附近，其中当模型融合的权重为 0.25×3D Resnet＋0.2×C3D＋0.275×FC-C3D-V1＋0.275×FC-C3D-V2 是最高，敏感度达到了 93.33%，比仅用 FC-C3D-V1 模型和 FC-C3D-V2 模型投票融合高了 0.13%。本研究模型融合方案见图 6-16。

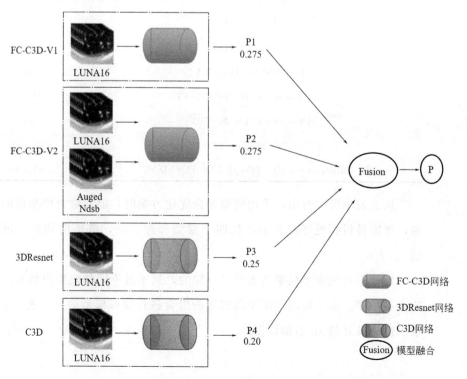

图 6-16　本研究模型融合方案

6.3.3　与其他方法对比

根据本章模型融合的实验结果，本章将实验最优结果与肺结节检测其他方法以敏感度为评价指标进行对比，对比结果如表 6-6 所示。

表 6-6　与其他方法对比

模型	敏感度
M1：k-nearest-neighbour (K. Murphy)-2D	80%
M2：Multi-View Convolutional Networks (Arnaud Arindra Adiyoso Setio)-2D	90.1%
M3：DCNN(Jia Ding，Aoxue Li)-3D	89.3%
M4：3DFPN-HS2(Jingya Liu，Liangliang Cao)-3D	90.4%
M5：knowledge-infused(Jiaxing Tan)-3D	88.0%
M6：3D-Resnet（ours）	90.2%
Fusion（Ours）	93.3%

K. Murphy 利用局部特征和 K 邻近分类算法对 2D 图像进行肺结节检测，受限于 K 邻近算的高度数据相关的性质，并且预测结果只是来自对测试数据最近的点的属性，整体上很难解释，最终检测敏感度只有 0.80。

Arnaud Arindra Adiyoso Setio 等学者使用 2D 卷积网络也达到了很好的效果。他们向网络输入肺结节候选 2D 切片，通过构建的候选结节检测器检测到的实心结节、膜玻璃结节和大尺寸结节的组合构成候选结节，从提取的候选结节的不同切片中提取一组二维切片。它的体系结构包括多个二维卷积流，最终利用融合的方式对预测结果进行结果评估，得到最终研究结果。实验达到 90.1% 的高检测灵敏度，给本章的模型融合提供了思路。

Jia Ding、Aoxue Li 等学者依据深度卷积神经网络在自然图像识别中的显著结果，构建了一种基于 DCNNs 的新型肺结节检测方案。该研究将反卷积结构引入基于更快区域的卷积神经网络(Faster R-CNN)，以进行轴向切片的候选检测，为后续的误报减少提供了三维 DCNN。最终在 LUNA16 挑战赛的实验成绩证明了该方法在结节检测方面的卓越检测性能。

Jingya Liu、Liangliang Cao 等学者提出的 3DFPN-HS2 为了降低假阳性率，使用了一种新型肺结节检测框架：框架为基于 FPN 设计的 3D 特征金字塔网络。该网络为了提高肺结节检测敏感度采用了多尺度特征。此外引入了高灵敏度和特异性（HS2）网络，通过跟踪每个候选结节的连续 CT 切片中的外观变化来消除错误检测的候选结节。最终能够以高灵敏度和特异性准确检测肺结节，达到 90.4% 的灵敏度，与本研究的实验不同采用了检测而非分割。检测往往是回归于分类的集合，但是本章的方法能够实现像素级分类，在候选结节检测阶段就已经达到了更好的效果。

Jiaxing Tan 等学者提出了 CADe，通过使用可用的工程特征来防止卷积神经网络（CNN）在数据集限制下过度拟合并降低自学习的运行时间复杂度。方法可实现 88% 的灵敏度（图 6-17）。

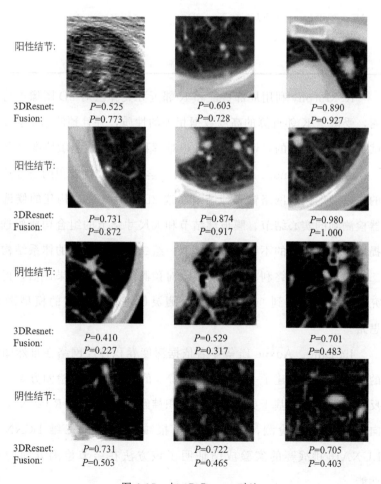

图 6-17　与 3D Resnet 对比

参考文献

[1] Huijuan Xu，Abir Das，Kate SaenkoRegion. Convolutional 3D Network for Temporal Activity Detection [J]. 2017 IEEE International Conference on Computer Vision，2017，1：5794-5803.

[2] Joao Carreira，Andrew Zisserman. Quo Vadis，Action Recognition? A New Model and the Kinetics Dataset [J]. Computer Vision and Pattern Recognition，2017，1：4724-4733.

[3] Limin Wang，Yuanjun Xiong，Zhe Wang，et al. Temporal Segment Networks：Towards Good Practices for Deep Action Recognition [C] //European Conference on Computer Vision，2016：20-36.

[4] Vinod N，Hinton GE. Rectified linear units improve restricted boltzmann machines [J]. Proceedings of International Conference on Machine Learning，2010：807-814.

[5] Glorot X，Bordes A，Bengio Y. Deep Sparse Rectifier Neural Networks [C] // Inter- national Conference on Artificial Intelligence and Statistics. 2011：315-323.

[6] K. Simonyan，A. Zisserman. Very deep convolutional networks for large-scale image recognition [C] // International Conference on Learning Representations，2015，arXiv：1409. 1556.

[7] Nitish Srivastava，Geoffrey Hinton，et al. Dropout：A Simple Way to Prevent Neural Networks from Overfitting [J]. DJournal of Machine Learning Research Volume，2013，15（1）：1929-1958.

[8] Tsung-Yi Lin，Priya Goyal，Ross Girshick，Kaiming He . Focal Loss for Dense Object Detection [J]. IEEE Transactions on Pattern Analysis and Machine Intelligence，2020，42（2）：318-327.

[9] 周志华，机器学习 [M]. 北京：清华大学出版社，2016.

[10] Z. H. Zhou. Ensemble mehods：fundnions and alorihm [M]. Boca Raton：CRC press，2012.

[11] Ioffe S，Szegedy C. Batch Normalization：Accelerating Deep Network Training by Reducing Internal Covariate Shift [C] //International Conference on Machine Learing，2015：448-456.

[12] Zhang Y，Tian Y，Kong Y，et al. Residual Dense Network for Image Super-Resolution [J]. IEEE/CVF Conference on Computer Vision and Pattern Recognition，2018：2472-2481.

[13] Huang G，Liu Z，Laurens V D M，et al. Densely Connected Convolutional Networks [J]. 2017 IEEE Conference on Computer Vision and Pattern Recognition（CVPR），2017：2261-2269.

[14] Lee J，Recht B，Salakhutdinov R，et al. Practical Large-scale optimization for maxnorm regularization [C] // International Conference on Neural Information Processing Systems. Curran Associates Inc，2010：1297-1305.

[15] K. Murphy，B. van Ginneken，A. M. R. Schilham，et al. A large-scale evaluation of automatic pulmonary nodule detection in chest CT using local image features and k-nearest-neighbour classification [J]. Medical Image Analysis，2009，13（5）：757-770.

[16] Arnaud Arindra Adiyoso Setio，Francesco Ciompi，et al. Pulmonary Nodule Detection in CT Images：False Positive Reduction Using Multi-View Convolutional Networks [J]. IEEE，2016，35（5）：1160-1169.

[17] Jingya Liu，Liangliang Cao，Oguz Akin，et al. 3DFPN-HS：3D Feature Pyramid Network Based High

Sensitivity and Specificity Pulmonary Nodule Detection [C]. International Conference on Medical Image Computing and Computer Assisted Intervenion，2019：513-521.

[18] Jiaxing Tan，Yumei Huo，et al. Expert knowledge-infused deep learning for automatic lung nodule detection [J]. Journal of X-ray Science and Technology，2018，27（1）：17-35.

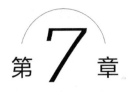

第7章

多模型融合应用于肺结节精检测

本章的目的就是对从多尺度 3D 特征金字塔检测模型检测出来的候选区域中，针对性地学习一个假阳性衰减网络，从而降低误诊率。

本章属于肺结节检测的第三个阶段，提出一个多模型融合方法，利用上一步检测提供的疑似包含结节的区域中心点，以三种固定尺寸取出候选结节，分别训练 Conv 3DNet、Inception 3DNet 以及 RD3DNet 三个分类模型，在更精细的分辨率下学习误检区域和结节形态特征的差异，兼顾结节的大小变化，然后将分类结果进行融合，得到最终预测结果。每个模型都有很强的学习能力，相当于每个模型都是一个非常专业的医生，最后再通过三个医生一起会诊，很大地提高了结果的准确性。本章通过优化损失函数来增加数量相对偏少的阳性样本的权重，并加大难学习样本的权重，使得难分类的样本得到充分学习，提升模型的分类能力。最后介绍已开发的基于本章方法的应用系统，并进行实验对比分析。

7.1 多模型肺结节检测融合

7.1.1 Conv3DNet

本节提出一个类 C3D 的网络——Conv 3DNet，网络结构如图 7-1 所示，其中 AP 表示 3D 平均池化（Average Pooling）；C 为 3D 卷积；MP 表示 3D 最大池化（Max Pooling）。具体网络配置见表 7-1。输入大小为 32 像素×32 像素×32 像素，本章首先对 z 轴进行平均池化，使得每个体素表示 2mm 的区域，在不影响网络精度的同时减少了网络的参数量，因为在大多数 CT 图像中，z 轴要比 x、y 轴更粗糙一些。

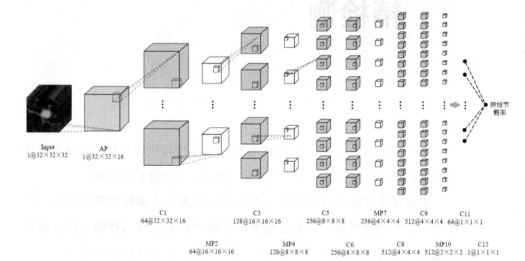

图 7-1　Conv 3DNet 网络架构

表 7-1　Conv3DNet 网络配置

层	感受野	步长	零填充	激活函数	输出
input	—	—	—	—	32×32×32,1
AP	1×1×2	1×1×2	1	—	32×32×16, 1
C1	3×3×3	1×1×1	1	Relu	32×32×16, 64
MP2	2×2×1	2×2×1	0	—	16×16×16, 64
C3	3×3×3	1×1×1	1	Relu	16×16×16, 128
MP4	2×2×2	2×2×2	0	—	8×8×8,128
C5	3×3×3	1×1×1	1	Relu	8×8×8,256
C6	3×3×3	1×1×1	1	Relu	8×8×8, 256
MP7	2×2×2	2×2×2	0	—	4×4×4, 256
C8	3×3×3	1×1×1	1	Relu	4×4×4,512
C9	3×3×3	1×1×1	1	Relu	4×4×4,512

续表

层	感受野	步长	零填充	激活函数	输出
MP10	$2\times2\times2$	$2\times2\times2$	0	—	$2\times2\times2,512$
C11	$2\times2\times2$	$1\times1\times1$	0	Relu	$1\times1\times1,64$
C12	$1\times1\times1$	$1\times1\times1$	0	Sigmoid	$1\times1\times1,1$

在前面的（卷积＋池化）$\times2$＋（卷积＋卷积＋池化）$\times2$ 的前向过程中，本章每一层卷积核大小都设置为 $3\times3\times3$，并且卷积的步长为 1，添加零填充，使得降采样的工作全部交给池化层。用较小的连续 $3\times3\times3$ 卷积核来模拟更大尺寸的卷积核，比如 2 层连续的 $3\times3\times3$ 卷积可以达到 $5\times5\times5$ 卷积的感受野，但是需要的参数量更少，不考虑偏置项的话，2 层 $3\times3\times3$ 卷积有 $2\times3\times3\times3=54$ 个参数，而 1 层 $5\times5\times5$ 卷积有 125 个参数。更少的参数在一定程度上控制了模型的复杂度，降低过拟合，从而提升了模型的泛化能力。另外，本章将每一层卷积后面的激活函数都设为 Relu，该函数在正半轴导数为 1，这一性质有效地缓解了梯度消失的问题，训练的时候收敛也更快；当函数值为 0 时，有些神经元的输出值变为 0，这可以让网络变得更稀疏，类似 L1 正则化，也在一定程度上缓解了过拟合。

对于 3D 卷积层，3D 卷积核在上一层输出上划过，每次产生一个 3D 特征 volume 给定卷积核大小为 F，步长为 S，使用零填充（$P=1$）和输入 volume 大小为 Q，输出特征 volume 的大小可以通过 $(Q-F+2P)/S+1$ 计算。计算权重与输入 volume 的点积之后，再接入 Relu 激活函数。对于 3D 池化层，在连续的 3D 卷积层之间插入 3D 最大池化层，逐渐减小特征 volume 的空间大小，以减少网络中的参数和计算量。给定过滤器尺寸为 F，步长为 S，输入 volume 尺寸为 Q，则输出特征 volume 的大小为 $(Q-F)/S+1$。

本章在每个最大池层后加一个 Dropout 层，Dropout 率分别设置为 0.25、0.25、0.5 和 0.5。以 Dropout 率为 0.5 为例，每个神经元在训练的时候有 50% 的机会被遗弃，这相当于添加到隐藏单元里的掩码噪声，可以看成是对当前层输入的信息自适应破坏、高度智能化的一种形式，而不是对原始输入信息的破坏，模型的泛化能力从而得到进一步改善。

7.1.2 Inception3DNet

　　GoogleNet 采用了特殊的 Inception 模块构建网络，网络模型比 VGGNet 复杂，网络层数更深，但参数量比 VGGNet 少，性能也更好，在 ILSVRC 2014 的比赛中以较大优势获得了第一名，同年提出的 VGGNet 获得了第二名。

　　关于 Inception 模块，其 v1 和 v2 版本如图 7-2 所示。Inception 模块一般有 4 个分支：分支 1，1×1 卷积，进行简单特征抽象；分支 2，1×1 卷积后再接 3×3 卷积，进行较复杂特征抽象；分支 3，和分支 2 类似，但层次更深，多一层卷积，进行较复杂特征抽象；分支 4，一般是最大池化或平均池化。通过 4 种不同程度的特征抽象和变换，选择性保留不同层的高阶特征，最大程度丰富网络的表达能力。

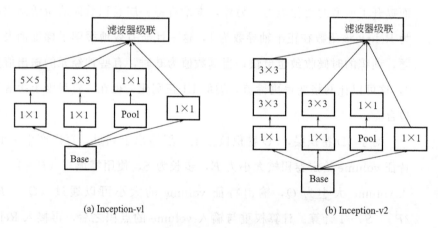

(a) Inception-v1　　　　　　　　　　(b) Inception-v2

图 7-2　Inception 模块

表 7-2　Inception3DNet 网络结构

类型	感受野大小/步长	输出	深度
Conv3D	3×3×3/1	56×56×56，64	1
MaxPool3D	3×3×3/2	28×28×28，64	0
Conv3D	3×3×3/1	28×28×28，192	1
MaxPool3D	3×3×3/2	14×14×14，192	0
Inception3D Block(3a)		14×14×14，256	3
Inception3D Block(3b)		14×14×14，320	3

续表

类型	感受野大小/步长	输出	深度
Inception3D Block(3c)		14×14×14，576	3
MaxPool3D	3×3×3/2	7×7×7，576	0
Inception3D Block(4a)		7×7×7，1024	3
Inception3D Block(4b)		7×7×7，1024	3
AveragePool3D	7×7×7/1	1×1×1，1024	0
Linear		1×1×1，2	1
Softmax		1×1×1，2	0

本章基于 Inception-v2 模块的思想，构建一个 Inception 3DNet，网络结构如表 7-2 所示。网络首先使用 2 个卷积层和 2 个最大池化层交替的基础（Base）网络，进行前期的特征提取，然后进入 Inception 模块（Module），串联 3 个 Inception 3D 块（Block）。每个 Block 都有 4 个分支，结构如图 7-3 所示，4 个分支分别进行卷积或池化操作，不改变空间尺寸，只改变深度尺寸，然后进行级联（concat），在深度维度进行拼接后，送入下一个 Block。之后接入一个最大池化层进行降采样，再接入下一个 Inception Module，串联 2 个 Inception 3D Block。再采用平均池化，最后将特征 volume 的维度浓缩到一维只剩通道数并使用 Softmax 进行最后的分类输出。表 7-2 中最后一栏深度为每一层的卷积深度。整个网络通过卷积、池化和 Inception 模块对输入数据进行特征提取，图片空间尺寸不断缩小，通道数不断增加，将空间信息转化为高阶抽象的特征信息。对相同的 Base 网络使用不同的卷积和池化操作，增加了网络对不同尺度特征 volume 的适应性，模块结构也可以让网络的深度和宽度高效率的扩充，增强模型提取特征的能力，提升准确率。

总的来说 Inception 3DNet 有以下 3 个优点：

① 参数量降低、性能提升（相对 VGGNet）。参数越多的模型越复杂，训练所需数据越多，也越耗费计算资源。Inception 3DNet 在结尾处使用全局平均池化代替全连接层（AlexNet 和 VGG 中将近 90％的参数量集中在全连接层），并设计 Inception Module 的结构来堆叠组成大网络，通过不同的卷积核丰富特征提取，不断缩减空间尺寸并增加通道数，提升网络表达能力。

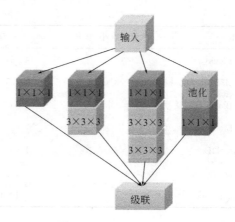

图 7-3　Inception 3D 块

② 多处使用 1×1×1 卷积。1×1×1 卷积核空间尺寸是 1，但深度尺寸取决于上一层的特征 volume 通道数，使用该卷积核的好处是：图片数据一般具有局部相关性，大卷积核将图片同一位置的信息提取并散布在不同通道，1×1×1 卷积将这些相关性很高、在同一空间位置但不同通道的特征连接在一起，跨通道组织信息，进一步提升网络的表达能力。还可对输出通道进行升维和降维，且计算量小并能增加特征变换。

③ 批量归一化（Batch Normalization，BN）。每一层后面都加一个 BN 层，BN 层是在训练时将一个小批量的数据进行标准化处理，使输出规范到一个 $N(0, 1)$ 的正态分布。由于网络在训练过程中，数据的分布会逐渐发生偏移，逐渐脱离激活函数的敏感区域，在反向传播时梯度也变得不敏感，造成模型收敛速度慢，甚至不收敛。而使用 BN 可以将数据的分布强行拉回 $N(0, 1)$ 分布，使数据的训练更加有效，训练时学习率也可以增大，加快模型收敛速度，使训练时间大大缩短。

总的来说，Inception 3DNet 精度的提高主要因为进行了卷积的分解，更小的卷积核，既能减少参数量降低过拟合，又能加速训练。Inception 3D 模块进行多尺度卷积，一次用几个大小各异的卷积核抓取对应范围的信息，让网络自己学习并选择需要的特征，可以很好地消除结节尺寸给分类结果带来的影响。

7.1.3　RD3DNet

密集（Dense）连接型网络的特点是任何两层之间都有直接的连接。

网络的每一层的输入都是前面所有层输出的并集，而该层所学习的特征图
也会被直接传给其后面所有层作为输入，如图 7-4 （a）所示。这种连接使
得特征和梯度的传递更加有效，网络也就更容易训练。Dense 块中每个卷
积层的输出特征图的数量都很小，Dense 连接型网络可以有效地减少网络
参数规模，从而达到减轻过拟合的效果，对小数据集的学习很有效果。

残差（Residual）学习网络的基本残差块如图 7-4 （b）所示，残差块
的提出本质上是要解决层次比较深的时候无法训练的问题。这种借鉴了高
速公路（Highway Network）思想的网络相当于旁边专门开个通道使得输
入可以直达输出，而优化的目标由原来的拟合输出 $H(x)$ 变成输出和输
入的差 $H(x) - x$ 即 $F(x)$，其中 $H(x)$ 是某一层原始的期望映射输出，
x 是输入。这里类似于在数学上把直接去解一个方程较为复杂的问题分解
成两个简单问题和的形式，分别去解决。深度学习对于网络深度增加遇到
的主要问题是梯度消失和梯度爆炸，而残差就是用来解决梯度消失的
问题。

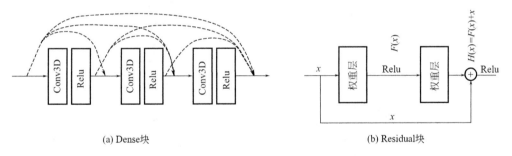

(a) Dense块   (b) Residual块

图 7-4　密集块和残差块示意图

残差密集块（Residual Dense Block，RDB）将 Dense 连接和残差学习
结合起来，充分利用了两种类型连接的优点，让网络的深度和宽度高效率
的扩充，增强模型提取特征的能力，提升准确率。

本章基于 RDB 的思想，构建了一个 Residual-Dense-3D 分类模型
（RD3DNet），网络架构如图 7-5 所示。网络首先用 2 个 3D 卷积层组成浅
层特征提取网络，然后进入 RD3D Module，串联 3 个 RD3D Block。每个
Block 内有 3 个卷积层，卷积层里用 Dense 连接方式，让这些层之间的特
征能够尽量地被利用到。另外，有一种连续记忆（Contiguous Memory，

CM）机制，把上一个 Block 的所有信息，全部输入到当前 Block 的每一个
卷积层里去。全部加进来以后，越往后特征数就越多，不可否认的是，这
些信息会有一些冗余。所以加一个局部特征的融合，来把一个 Block 里面

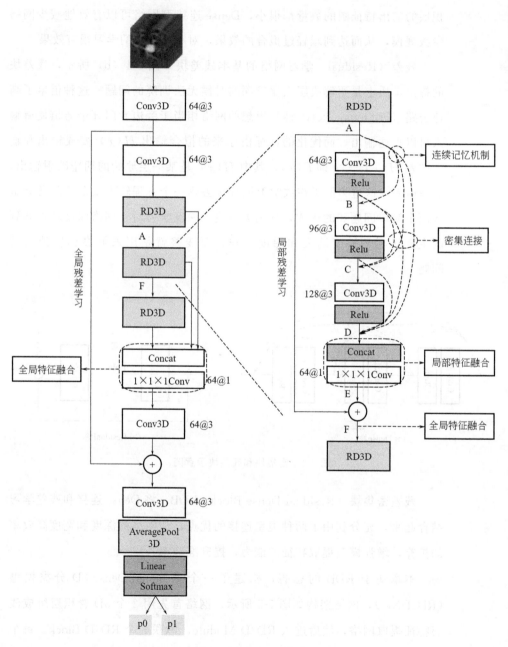

图 7-5　RD3DNet 架构

最后面更有效的特征进行融合提取。但是这个过程中存在一个问题：当 Block 比较长，以及这些连接之间的特征数比较多的时候，它很难训练起来。所以进一步添加一个残差学习，使得整个 Block 的输出不仅是输出到下一个 Block 里去，同时也会输入到全局特征融合模块里，让本章的网络最终能够得到深层次的特征。

基于这样一个 RD3D Module，来构造 RD3DNet。为了让整个网络能够更好地训练起来，添加一个长的跳跃连接，即全局残差学习，这样可以让 Block 的数量变多的同时性能也不会下降。在网络的后端，再接一层 3D 卷积，然后采用平均池化，最后将特征 volume 的维度浓缩到一维只剩通道数，使用 Softmax 进行分类输出。网络的整个主体是在低分辨率空间去进行的，然后经过 Block 里面局部的特征提取，以及网络后端的全局特征融合，以全局方式自适应地保留分层特征，这样一个网络就能够在低分辨率空间里面提取到深度密集特征。

总的来说，RD3D Block 通过密集卷积层让局部特征得到充分的利用，进一步改善整个网络的信息以及梯度的流动。RD3D Block 还允许将前一个 Block 的状态直接连接至当前 Block 的所有层，从而形成 CM 机制。然后使用 Block 中的局部特征融合来自适应地学习来自先前和当前局部特征的更有效特征，并稳定更大网络的训练。在完全获得密集的局部特征后，使用全局特征融合整体地联合和自适应地学习全局分层特征。利用全局残差学习，将浅层特征和深层特征结合在一起，从原始图像中产生全局密集特征。每一层都可以直接访问原始的输入，从而进行隐含的深层监督。RD3DNet 能够在低分辨率空间中去提取到易于分类的强语义特征，从而得到更好的结果。

7.1.4　损失函数优化

上一阶段生成成千上万的候选结节区域，其中只有较少一部分是真阳性，也就是包含结节的，这就使得类别严重不平衡。阴性样本的基数太大，占总损失的大部分，并且很多都是容易分类的，所以模型优化就不会朝着正确的方向去。

有一些算法来处理类别不均衡的问题，比如 OHEM（Online Hard

Example Mining)，OHEM 提出先使用模型输出概率，据此选出部分难分样本，然后根据这些样本更新网络参数。OHEM 算法虽然增加了难分类样本的权重，但是忽略了容易分类的样本。因此针对类别不均衡问题，出现一种新的损失函数：Focal Loss，这个损失函数是在标准交叉熵损失基础上修改得到的，可以通过减少易分类样本的权重，使得模型在训练时更专注于难分类的样本。

Focal Loss 的含义如图 7-6，横坐标是属于真实类别的概率（P_t），纵坐标是损失（Loss）。$CE(P_t)$ 表示标准的交叉熵公式，$FL(P_t)$ 中多了一个调制系数 $(1-P_t)^\gamma$。加上这个调制系数目的是通过减少易分类样本的权重，从而使得模型在训练时更专注于难分类的样本。对于一个二分类问题，假设样本 xi 属于类别 1 的 $P_t = 0.9$，样本 x_2 属于类别 1 的 $P_t = 0.6$，可见前者更可能是类别 1；设 $\gamma = 1$，那么对于 $P_t = 0.9$，调制系数则为 0.1；对于 $P_t = 0.6$，调制系数则为 0.4；这个调制系数就是这个样本对 Loss 的贡献程度，也就是权重，所以难分的样本（$P_t = 0.6$）的权重更大。图 7-6 中 $\gamma = 0$ 的曲线就是标准的交叉熵损失。

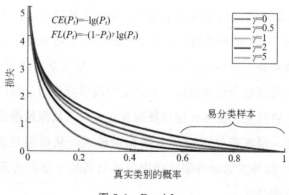

图 7-6　Focal Loss

另外，式（7-1）是一个最基本的对交叉熵的改进，增加了一个系数 α，和 P_t 的定义类似，当标签为 1 时，$\alpha_t = \alpha$；否则，$\alpha_t = 1-\alpha$，α 的范围也是 0~1。因此可以通过设定 α 的值来控制正负样本对总的 Loss 的权重贡献。一般如果 1 这个类的样本数比另一个类的样本数少很多，那么 α 会取 0.5~1 来增加量少类的样本的权重，从而控制正负样本的权重。$\alpha = 0.5$ 时就是传统的交叉熵损失。

$$CE(P_t) = -\alpha_t \lg(P_t) \tag{7-1}$$

本章结合式（7-1）和基本的 Focal Loss，既能调整正负样本的权重，又能控制难易分类样本的权重。本阶段融合模型中的三个分类网络，都是采用优化后的损失函数来代替以往的分类网络用的交叉熵损失函数，增加数量相对偏少的阳性样本的权重，并加大难学习样本的权重，使得难分类的样本得到充分学习，提升模型的分类能力。

令一批 3D 的训练样本记为 $\{(x^1, y^1), \cdots, (x^i, y^i), \cdots, (x^m, y^m)\}$，其中 m 是批量大小（Batch Size），x^i 是一个输入的 cube，y^i 是对应的真实标签。$y^i \in \{0, 1\}$，其中 0 表示阴性样本，1 表示阳性样本。记预测的概率为 P_i，模型中所有可训练的参数为 θ。权重因子（Weighting Factor）$\alpha \in [0, 1]$，可调聚焦参数（Tunable Focusing Parameter）$\gamma > 0$。总目标函数是当前批次中样本的所有损失的平均值。具体地：

$$J(\theta) = -\frac{1}{m} \sum_{i=1}^{m} \{\alpha y^i [1 - p^i(\theta)]^\gamma \lg[p^i(\theta)] + (1-\alpha)(1-y^i)$$
$$[P p^i(\theta)]^\gamma \lg[1 - p^i(\theta)]\} \tag{7-2}$$

通过最小化 $J(\theta)$ 来优化网络参数，控制正负样本权重和易分类难分类样本权重。本章取 $\gamma = 2$，$\alpha = 0.75$ 实验效果最好。

7.1.5　模型融合

本章提出的多模型融合方法如图 7-7 所示，利用上一步检测提供的疑似包含结节的区域中心点，分别以 32mm×32mm×32mm、48mm×48mm×48mm、56mm×56mm×56mm 的尺寸取出候选结节，分别送入 Conv 3DNet、RD3DNet 以及 Inception 3DNet 三个分类模型，在更精细的分辨率下学习误检区域和结节的形态特征的差异，同时兼顾结节的大小分布，然后将分类结果进行融合，得到最终预测结果。每个模型都有很强的学习能力，相当于每个模型都是一个非常专业的医生，最后再通过三个医生一起会诊，很大地提高了结果的准确性。

模型融合的方法属于机器学习问题，主要有以下五种：

① 投票，即多数表决。假设对于一个二分类问题，有 3 个基础模型，如果采取投票制的方法，则投票多者确定为最终的分类。下面证明为什么模型融合能提高准确率以及对低相关的结果进行融合可以获得更好结果。

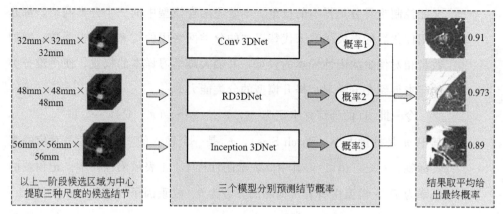

图 7-7 多尺度融合模型结节精检测

周志华教授在《机器学习》中提到，结果的差异性越高，最终模型融合出来的结果也会越好。用一个简单的例子来证明，假如有 10 条记录，1 表示正确分类，0 表示错误分类，现在三个模型预测出来的结果准确率是：

model1：$1111111100 = 80\%$，

model2：$1111111100 = 80\%$，

model3：$1011111100 = 70\%$，

如果把这三个模型结果用多数表决组合起来，那么最终结果是：$1111111100 = 80\%$，这个结果跟第一、第二个模型是一致的，也就是这样的模型融合对最终结果没有任何的提升。假如现在把三个模型结果改为：

model1：$1111111100 = 80\%$，

model2：$0111011101 = 70\%$，

model3：$1000101111 = 60\%$，

显然这三个模型之间的差异更大，而且表面来看性能也不如前面提到的三个模型，但它们融合出来的结果是：$1111111101 = 90\%$。

② 加权表决融合。多数表决的融合方式默认了所有模型的重要程度是一样的，但通常情况下会赋予表现较好的模型更大的权值。在加权表决的情况下，表现较差的模型只能通过与其他模型获得一样的结果来增强自己的说服力。比如：权值用排序的方法确定，对 A、B、C 三种基本模型的结果进行排名，假设排名分别是 1、2、3，那么给这三个模型赋予的权值分别是 3/6、2/6、1/6。

③ 对结果取平均。对结果取平均在很多机器学习问题上都获得很不错的结果，取均值的做法常常可以减少过拟合现象。过拟合现场很普遍，根本问题是训练数据量不足以支撑复杂的模型，模型学习到数据集上的噪声，导致模型泛化能力差。但如果对结果取平均，可以在一定程度上减轻过拟合现象。如图 7-8 所示，单个模型因为过拟合产生了灰色的决策边界，但事实上黑色的决策边界因为有更好的泛化能力从而有更好的效果。如果通过拟合多个模型并对模型结果取平均，对这些噪声点的考虑就会因为结果取平均的原因而减少，决策边界也会慢慢的往黑色线靠拢。

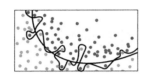

图 7-8　取平均减轻过拟合现象

下面两种是基于以上三种方法而产生的模型融合方法。

④ 集成方法（Bagging）。Bagging 对样本有放回的重采样，对每一重采样得到的子样本集训练一个模型，最后取平均，降低了边缘数据和噪声对模型的影响，提高稳定性，减小波动，所以减少了模型方差。方差和训练数据相关，是由于对训练样本集的小波动敏感而导致的误差，它可以理解为模型预测值的变化范围，即预测值与正确结果之间的不同。高方差意味着算法对训练样本集中的随机噪声进行建模，从而导致过拟合。而偏差和模型相关，是模型本身导致的误差，表示的是预测模型和正确模型之间的差距。

⑤ 提升方法（Boosting）。Boosting 是不放回的重采样，串联地训练分类器，每个分类器依赖于前一个，关注前一个分类错误的样本，提高其权重，降低正确样本的权重。类似一种解决数据类别不均衡的方法：在目标函数中，增加量少类样本被错分的损失值。不仅能够减小偏差，还能减小方差。Boosting 从优化角度来看，是用贪心法去最小化损失函数，是在序列化地最小化损失函数，其偏差自然逐步下降，是由多个模型预测值与每个模型权重重新表示，纠错之后的 Boosting 预测值更接近真实值，因此偏离真实值的误差会降低。Boosting 针对每个弱模型进行训练，按照序列方式进行，每次训练都挑出上一次未训练好的样例，再进行训练。最终提

升模型在训练集上的准确度，减小偏差。

本章采用对结果取平均的融合方法，Conv 3DNet、RD3DNet 以及 Inception 3DNet 三个模型的分类能力都比较强，容易对数据的噪声建模，对它们的预测结果进行取平均，可以减轻过拟合现象。机器学习的目的并不是让模型记住训练数据，而是对未知数据有更好的推广。另外，三个模型的输入是不同尺寸大小的 cube，学习到的多尺度特征对最终分类结节都很重要，将它们的结果进行融合从而能进一步提高分类的准确率。

7.2 肺结节精检测实验与分析

7.2.1 正负样本平衡

针对阳性样本和阴性样本数量的不均衡性，本章从算法层面修改损失函数来增加数量相对偏少的阳性样本的权重，并加大难学习样本的权重，使得难分类的样本得到充分学习。从数据方面，一般就是对数据进行重采样，数据非常充足的那一类进行下采样，比如在批处理训练的时候，控制从数量大的类取的样本量；数据不足的那一类进行上采样，比如进行大量复制然后进行随机增强。

本章对阳性样本进行增强操作，对阴性样本进行下采样操作。图 7-9 为各种数据增强操作的对比，包括对数据进行水平翻转、垂直翻转、平移、旋转不同角度、加不同程度的噪声和进行不同程度的模糊。经过多次实验，证明进行水平翻转、垂直翻转、加轻微噪点和轻微模糊的效果最好，相当于医生从不同方向、不同阅片环境观察结节，使算法对结节的变化更加鲁棒，并增加了训练样本的数量。最后本章共获得约 31 万个样本来分别训练三个分类模型。其次，本章采取阳性样本循环采样策略，经过多次实验分别取阳性样本和阴性样本的比例为 1:20、1:10、1:5、1:3、1:2，其中比例 1:2 效果最好。即训练的时候，每取两个阴性样本之后取一个阳性样本，阳性样本循环取样。

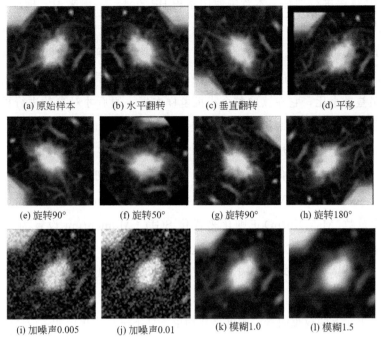

(a) 原始样本　　(b) 水平翻转　　(c) 垂直翻转　　　　(d) 平移

(e) 旋转90°　　(f) 旋转50°　　(g) 旋转90°　　(h) 旋转180°

(i) 加噪声0.005　(j) 加噪声0.01　(k) 模糊1.0　　(l) 模糊1.5

图 7-9　数据增强对比

7.2.2　训练过程

（1）权重初始化　网络的权重全都初始化为符合 LeCun 正态分布的张量如式（7-3）所示：

$$w^{(l)} \sim N\left(0, \sqrt{\frac{1}{n}}\right) \tag{7-3}$$

LeCun 正态分布初始化方法，参数由均值为 0、标准方差为 $\frac{1}{n}$ 的正态分布产生，其中 n 为输入单位数，l 为层号。

（2）批量迭代　在每次迭代中，从训练数据集中随机选择一小批样本，本章将 Batch Size 设置为 60。用随机梯度下降（Stochastic Gradient Decent，SGD）优化器和反向传播（Back Propagation，BP）来最小化损失函数。具体地，在迭代期间，如果样本由错误的表示定义，则需要通过更新参数来修改模型以减少计算的概率与期望结果之间的差异。BP 算法是迄今最成功的神经网络学习算法。现实任务中使用神经网络时，大多使用

BP 算法进行训练。本章中使用累积 BP 算法，一般来说，标准 BP 算法每次更新只针对单个样本，参数更新得非常频繁，而且对不同样本进行更新的效果可能出现"抵消"现象。因此，为了达到同样的累积误差极小点，标准 BP 算法往往需要进行更多次数的迭代。累积 BP 算法直接针对累积误差最小化，它在读取整个小批量样本集一遍后才对参数进行更新，其参数频次更新的频率低得多。

（3）优化方法　机器学习中大量的问题最终都可以归结为求解最优化问题。求解最优化问题的指导思想是在极值点处函数的导数/梯度必须为 0。本章用动量（Momentum）、退火学习率（Annealed Learning Rate）和最大范数（Max-Norm）正则化来优化 SGD。Momentum 设置为 0.95，学习率初始化为 0.001，在每 30 次迭代后衰减 10%。本章在训练过程初期设置了相对较高的学习率，因为每个 3D 网络都是从头开始训练而不是从预训练模型中进行微调。对于 Max-Norm 正则化，具体地，如果 w 表示在任何隐藏单元上的权重向量，则网络在约束条件下进行优化，如式（7-4）所示：

$$|| w ||_2 \leqslant r \tag{7-4}$$

如果权重的 L2 范数超过 r，则将整个权重矩阵缩放使 Norm 减小到 r。本章将最大范数的权重约束设置为 4，经过一些实验，结果验证了这种正则化约束权重矩阵，与 Dropout 层结合起来特别有效。

（4）10 折交叉验证（10-fold Cross-Validation）　本章将数据集随机分成 10 个相同大小的子集，设当前 fold 为 N，以下为执行 10 折交叉验证的步骤：

① 将数据集划为测试集和训练集（子集 N 用作测试集，其余 fold 用作训练集）。

② 在相应的测试和训练集上提取测试和训练候选结节。

③ 在训练集上训练算法。

④ 在测试集上测试训练的算法并生成结果文件。

⑤ 在所有 fold 上迭代此过程后，合并结果文件以获得所有情况的结果。

7.2.3　实验结果对比与分析

本章方法与 LUNA16 挑战赛中 7 个队伍的结果对比如表 7-3 所示。为了便于描述，给每种方法标号 M1 到 M7。所有队伍都采用了深度学习网络，展示了当今深度学习的发展对医学图像分析领域的巨大影响。然而，尽管肺结节检测任务是基于 3D 图像的，7 个队伍中有 5 个是利用 2D CNNs 的变体，如沿特定方向的相邻平面（M3）、基于多视图平面（M5）、正交平面（M7），或分开的 2D 切片（M1 和 M6），只有 M2、M4 和本章的方法使用的是 3D CNNs。

表 7-3　与 LUNA16 中 7 个队伍的结果对比

Method	CNN type	1/8	1/4	1/2	1	2	4	8	CPM
M1：iitm03（subru1603）	2D	0.394	0.491	0.570	0.660	0.732	0.795	0.851	0.642
M2：CUMed-Vis〔baseline〕	3D	0.677	0.737	0.815	0.848	0.879	0.907	0.922	0.827
M3：UACNN（C Canoespinosa）	2D	0.655	0.745	0.807	0.849	0.880	0.907	0.925	0.824
M4：LUNA16CAD(mattdns100689)	3D	0.640	0.698	0.750	0.804	0.847	0.874	0.897	0.787
M5：DIAG_CONVNET	2D	0.636	0.727	0.792	0.844	0.876	0.905	0.916	0.814
M6：LUNA16CAD（hirokinakano）	2D	0.113	0.165	0.265	0.465	0.596	0.695	0.785	0.440
M7：LungNess（bim_bam）	2D	0.453	0.535	0.591	0.635	0.696	0.741	0.797	0.635
M8：Ours	3D	0.680	0.755	0.803	0.860	0.893	0.911	0.936	0.834
M9：Ours（with shaped loss function）	3D	0.706	0.775	0.830	0.876	0.902	0.935	0.951	0.854

由表中结果可知，M1、M6 和 M7 的 CMP 分数远远落后于其他方法。M1 和 M6 基于单独的 2D 切片构建他们的 2D 模型，不能充分地学习结节的体积上下文信息。而 M1 的性能又远好于 M6，因为 M1 融合了两个 2D CNNs 以减少单个网络的偏差，说明了融合模型的有效性。另外，M7 采用正交平面在 2D 模型训练中整合体积空间信息，要好于 M6，但 CMP 分数还是略微低于融合方法 M1。

M3 和 M5 基于 2D CNNs 获得了非常好的结果。M3 将 CT 扫描重新采样为均匀的体素大小并组合三个块（patch），包括以候选点为中心的平面以及位于候选点上方 3mm 和下方 3mm 处的两个 patch。该方案的成功还归因于在训练模型中包含了更多的空间背景信息。M5 训练了多个 2D CNNs，其中的 patches 是从不同方向的平面中提取的。尽管该方案仍然无法充分利用 3D 空间信息，但它是 2D CNNs 的变体中用于 3D 图像分析的有效方法，尤其是在涉及计算和存储效率的时候。

与本章方法一样，M2 和 M4 也采用了 3D CNNs。M4 采用尺寸为 42 像素×42 像素×42 像素且不同分辨率的 3D cube 作为输入，并构建了由六个卷积层组成的网络，卷积核大小都为 3×3×3，三个最大池化层用于下采样特征 volume。虽然 3D CNNs 被认为能够编码更多的体积信息从而更好的区分肺结节，但 M4 的性能略低于 M3 和 M5。原因可能是：①他们只使用了双重交叉验证，远远低于 10 折交叉验证的规格，因此不充分的训练数据导致了 3D CNNs 性能的降低。②只用了一个模型，不如多个模型一起决策效果好。但尽管如此，它在很大程度上优于其他三种基于 2D CNNs 的方法（M1、M6 和 M7），证明了 3D CNNs 在 3D 检测任务中的有效性。

对于 M2，他们的方法在 LUNA16 挑战赛的假阳性减少即结节精检测阶段获得了第一名，也作为本章实验的 baseline。与 M4 不同的是，M2 设计了一个融合多层空间背景信息的框架，采用了三个多级上下文 3D CNNs，以有效地解决肺结节的大小变化与有限的训练数据集之间的矛盾，这也是应用的主要挑战之一。这些网络每个都单独训练，然后通过将每个模型的概率输出进行加权和来合并。证明了考虑多级上下文信息的有效性。但是该方法的三个网络每个都很浅，都只有三层卷积，并且该方法采用的是传统的方法来得到候选区域，两阶段都没能充分利用深度学习的优势。

本章以候选结节的位置为中心用 32 像素×32 像素×32 像素、48 像素×48 像素×48 像素、56 像素×56 像素×56 像素三种尺寸取出候选结节，分别送入三个 3D 深度卷积神经网络：Conv 3DNet、RD3DNet、Inception 3DNet。在更精细的分辨率下学习误检区域和结节的形态特征的差异，同时兼顾结节的大小分布，然后将分类结果进行融合，得到最终预测结果。每个模型都充分利用了深度学习的优势，且利用模型融合对预测结果取平均，提高了模型的泛化能力，从而对未知数据有更好的推广。不加优化后的损失函数已经优于 baseline 和其他 6 个队伍的方法，通过优化损失函数来增加数量相对偏少的阳性样本的权重，并加大难学习样本的权重，使得难分类的样本得到充分学习，提升模型的分类能力之后，模型性能得到进一步提升，也证明了优化损失函数的有效性。M2 为 LUNA16 挑战赛假阳性减少阶段的第一名，图 7-10 展示了本系统和该 baseline 方法的测试结果的对比。每个块都是对应被标注的具有代表性的横向平面，下方的 P 值是系统预测的结节可能性的大小。可以看到，本章的方法可以置信度很高地识别出各种尺寸、形状和位置的结节，对于一些阴性样本，本系统也能分类正确，对比 baseline 的预测概率，可以证明本章方法的有效性。

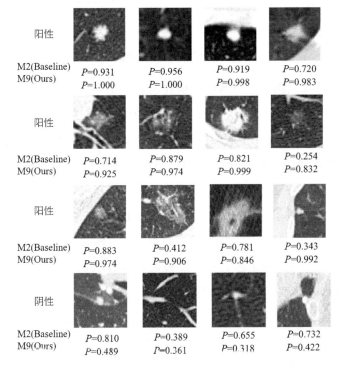

图 7-10　本章方法与 baseline 方法测试结果对比

下面进一步定量分析三种网络架构（Conv 3DNet、Inception 3DNet 以及 RD3DNet）的性能。每个网络以及融合模型的 FROC 曲线如图 7-11 所示。观察到，对于每个单独的网络，在每份扫描的误报率为 8 的情况下，检测敏感度可以达到 92％以上，证明 3D CNNs 能够有效地从 3D 的 CT 扫描中提取具有判别性的特征来进行肺结节检测。

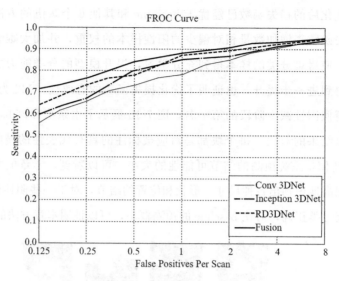

图 7-11　融合模型 FROC 曲线

　　表 7-4 列出了三个网络架构在所指定的不同误报率下的检测敏感度。平均每份扫描有 4 个误报时，三种架构都可以实现超过 90% 的灵敏度。RD3DNet 甚至在 1 个假阳性率下达到 87% 的检测敏感度。为了增加难度，在评估方案中包括几个极低的误报率（每份扫描 1/2、1/4、1/8 误报），这样的意义在于，它决定了一个系统在很低误报率的情况下可以识别的程度，从而提高了当前 CAD 系统的自动化水平。在这种情况下，本章的多模型融合方法展示了在保持不错的敏感度的同时减少误报的强大能力。例如，当每次扫描确定 1/8 个误报时，Conv 3DNet、Inception 3DNet 和 RD3DNet 的敏感度分别仅为 54.1%、59.0% 和 63.3%。同时，本章的融合模型敏感度达到 70.6%，超过 Conv 3DNet、Inception 3DNet 和 RD3DNet 的敏感度分别为 16.5%、11.6% 和 7.3%。

　　值得注意的是，在表 7-3 中，虽然本章的方法在每份扫描的误报为 1 或更高时获得了与 M2、M3、M5 类似的敏感度，但在相对较低的误报率下获得了比这三个方法更好的性能。例如，每份扫描 1/8 误报情况下，70.6% 对应 M2 的 67.7%，M3 的 65.5% 和 M5 的 63.6%。这些实验表明，融合多个能自动学习强语义特征的深度模型，并通过优化损失函数来平衡样本类别，带来了检测性能的提升。

表 7-4　不同假阳性下模型的敏感度

FP/Scan Model	1/8	1/4	1/2	1	2	4	8
Conv3DNet	0.541	0.653	0.727	0.781	0.852	0.903	0.920
Inception3DNet	0.590	0.679	0.801	0.850	0.875	0.916	0.932
RD3DNet	0.633	0.732	0.782	0.874	0.891	0.921	0.948
Fusion	0.706	0.775	0.830	0.876	0.902	0.935	0.951

参考文献

[1] Szegedy C, Liu W, Jia Y, et al. Going deeper with convolutions [J]. 2015 IEEE Conference on Computer Vision and Pattern Recognition (CVPR), 2015: 1-9.

[2] Simonyan K, Zisserman A. Very Deep Convolutional Networks for Large-Scale Image Recognition [J]. Computer Science, 2014, e-print arXiv: 1409.1556.

[3] Ioffe S, Szegedy C. Batch Normalization: Accelerating Deep Network Training by Reducing Internal Covariate Shift [C]. International Conference on Machine Learning, 2015: 448-456.

[4] Huang G, Liu Z, Laurens V D M, et al. Densely Connected Convolutional Networks [J]. 2017 IEEE Conference on Computer Vision and Pattern Recogntion (CVPR), 2017: 2261-2269.

[5] Zagoruyko S, Komodakis N. Wide Residual Networks [J]. arXiv e-prints, 2016, arXiv: 1605.07146.

[6] Zhang Y, Tian Y, Kong Y, et al. Residual Dense Network for Image Super-Resolution [J]. IEEE/CVF Conference on Computer Vision and Pattern Recognition, 2018: 2472-2481.

[7] Shrivastava A, Gupta A, Girshick R. Training Region-Based Object Detectors with Online Hard Example Mining [C] // Computer Vision and Pattern Recognition. IEEE, 2016: 761-769.

[8] Lin T Y, Goyal P, Girshick R, et al. Focal loss for dense object detection [J]. IEEE Transactions on Pattern Analysis & Machine Intelligence, 2017, PP (99): 2999-3007.

[9] 周志华. 机器学习 [M]. 北京: 清华大学出版社, 2016.

[10] Qi D, Hao C, Yu L, et al. Multilevel Contextual 3-D CNNs for False Positive Reduction in Pulmonary Nodule Detection [J]. IEEE transactions on bio-medical engineering, 2016, 64 (7): 1558-1567.

[11] Setio A, Ciompi F, Litjens G, et al. Pulmonary nodule detection in ct images: False positive reduction using multi-view convolutional networks [J]. IEEE Transactions on Medical Imaging, 2016, 35 (5): 1160-1169.

第 8 章
肺结节 CAD 检测系统设计

本书首先在第 3 章中介绍了基于 RB 算法的肺实质分割流程，也叙述了网络骨干 R^2U-Net 的构建方法，同时针对内存泄漏、训练样本不均衡问题，采用了数据增强、mini-batch SGD、难分类样本挖掘和非极大值抑制等算法来优化训练过程，在维持较快的网络训练速度的基础上达到了较好的检测性能。然后，为了提高 R^2U-Net 网络的鲁棒性和检测精度，在第 4 章对 R^2U-Net 网络框架进行了改进，提出了多尺度多流融合卷积网络 MS^2U-Net，并且优化了非极大值抑制算法，在多个对比实验中验证了 MS^2U-Net 网络和优化算法的有效性，有效提高了 R^2U-Net 的检测性能，达到了 96.9％和 87.5％的高灵敏度和 CPM 分数。

因此，本章将联合前面几章，尤其是第 3、第 4 章提出的有效算法设计一款针对肺结节检测的高效、自动化的 CAD 系统软件，该系统软件将采用 RB 算法对原始 CT 图像进行肺实质分割，并以 MS^2U-Net 网络模型为算法核心进行肺结节检测。本章设计的 CAD 系统软件将最大程度上协助放射科医生的工作，在医生为病患进行病情诊断前提供有效参考。本章将对 CAD 系统软件的需求分析、结构及功能设计、功能性测试三方面展开详细阐述。

8.1 需求分析

2019 年中国恶性肿瘤流行情况分析报告显示肺癌的发病率和致死率

都位居第一，因此进行大规模针对肺癌的早期筛查及诊断刻不容缓。肺结节检测是早期筛查阶段的关键技术之一，如果医生能在肺癌早期发现恶性肺结节，就能为其制定专门的治疗手段，包括药物治疗或手术切除，从而有效地降低肺癌的致死率。随着 LDCT 技术及肺结节检测技术的愈渐成熟，使患者的健康安全得到进一步的保障，但同时也导致了胸部 CT 扫描图的爆发式增长，放射科医生的工作量大规模加大，用人工手段对海量 CT 图进行病理性分析成为一项非常繁琐且费时的任务，且大量阅片还可能会造成医生的疲劳性漏诊、误诊。

针对上述问题，本书将设计一款基于针对肺结节检测的 CAD 系统软件，以促进肺结节检测的自动化分析过程，大幅度降低放射科医生的工作负担。该系统软件使用第 3 章设计的肺实质分割算法、数据裁剪及增强算法、损失优化算法、HNM 及 10 折交叉验证法，和第 4 章设计的基于 MS^2 U-Net 的肺结节检测算法与 GSNMS 算法作为主要算法核心，能够快速、高效、精确地处理 LDCT 图像。本章设计的 CAD 系统软件将端到端处理原始 CT 扫描图，并能够为放射科医生提供准确的肺结节位置定位和直径大小预测信息，医生可自主选择原始 CT 切片、肺实质区域切片以及肺结节定位切片形式来进行阅片，参考这些信息来为病患做出最终的病情诊断，有效提高他们的工作效率。另外，考虑到大部分较年长的、有经验的医生对计算机操作并不熟练，所以本书将用 QtDesigner 软件设计工具包来设计简单易上手软件界面，使所有功能模块能够直观、方便地使用。

8.2　结构及功能设计

本章设计的 CAD 系统软件的功能结构如图 8-1 所示。软件主要分为登陆界面和主界面两部分：医生通过登陆界面来绑定各自的账号信息，可随时查看属于该医生负责的病患信息，然后通过主界面来进行图片查看、编辑结节信息及输入诊断意见的操作。本书在主界面上设计了 5 个主要的功能模块，包括选取文件、查看原图、肺部分割、结节检测、结果显示和诊断意见。整体软件的功能描述如下。

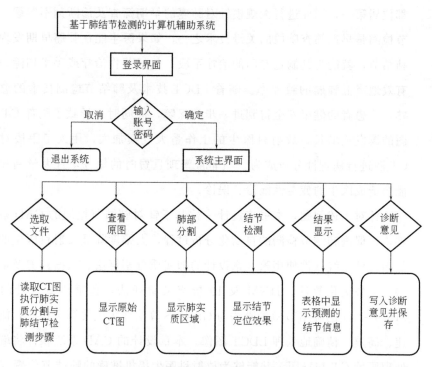

图 8-1　CAD 系统软件的功能结构展示

（1）登录功能　医生在使用系统软件前，都需要先输入账号与密码来绑定医生信息，如果没有正确输入则不可使用。

（2）读取文件功能　医生进入系统操作界面后，应该首先选取相应患者保存 CT 图像的文件夹进行图像读入，输入 CT 图像后系统将马上进行肺实质分割和肺结节检测等处理操作。

（3）查看原图功能　医生读取文件后或者点击查看原图按钮后，医生就可以对患者的原始 CT 图像进行查看。由于原始的 CT 图像为 3D 切片图像，因此，本系统设计了鼠标及手动滑轮方式对 CT 图像进行 2D 切片显示，提供给医生更加顺滑的阅片体验，使医生能够更清晰地观察患者的可疑病灶。

（4）肺部分割显示功能　本系统采用了第 3 章设计的肺实质分割算法来获取肺实质区域，医生点击肺部分割按钮后，就可以查看 CT 图像的肺实质区域，更清晰、低噪声的肺实质图像能够有效地提高医生的阅片质量。

（5）结节检测显示功能　本系统在经过预处理与分割的肺实质图像的

基础上，使用了前文提到的多种优化算法及 MS^2 U-Net 网络算法来进行肺结节定位，并且使用红色方框和绿色方框标注在 CT 图片上协助医生诊断，红色方框标注的是预测结节概率为 100％的肺结节，绿色标注则是预测概率低于 100％的可疑病灶。医生点击结节检测按钮后，就可以直接查看肺结节定位图像，很大程度上加快了医生的阅片速度。

（6）结果显示功能　与读取文件功能相对应，当肺结节检测处理操作完成后，系统就会在检测结果表格上按序号展示预测的肺结节信息，包括肺结节位置以及直径大小，医生可将这些信息作为诊断参考。此外，与结节检测显示功能相对应的是，医生可根据绿色方框标注的可疑病灶进行人工判断判断，手动增减结节信息。

（7）诊断意见输入功能　医生对患者的个人情况进行初步咨询后，可结合 CT 图像的信息进行最终的病情诊断，并将诊断意见输入到系统中。医生点击保存意见按钮后，系统会将合并本次使用的信息，包括主治医生姓名、结节检测信息以及诊断意见内容，将这些信息全部写入记事本，并保存到该患者保存 CT 图像的同一文件夹内。

8.3　功能性测试

为了确保本书设计的基于肺结节检测的 CAD 系统能够稳定、高效地运行，为医生提供顺滑的阅片体验，本章将使用黑盒测试的方法依次对 CAD 系统软件的每一个功能模块进行测试，即不关注软件内部的运行情况，只检测软件的执行结果是否满足预期要求。能够支持本系统软件正常运行的软硬件环境需求如表 8-1 所示。

表 8-1　软硬件环境需求

项目	内容
操作系统	Window10 x64
CPU 型号	Intel(R) Core(TM) i3-4030U CPU @1.9GHz
运行环境	Python3.5.5，OpenCV4.0，PyQt5.15
深度学习框架	Pytorch1.3.1

8.3.1 登录功能测试

医生如若能在登录页面上正确输入个人账号信息后进入系统，而密码错误直接退出系统登陆，则表示测试完成，系统登录界面如图8-2所示。

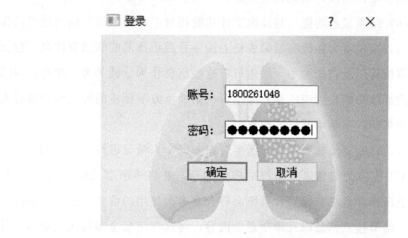

图 8-2　登录界面示意图

输入正确的账号密码后能够成功登陆会进入系统功能界面图，且界面下方会显示账号及绑定的医生姓名。功能测试结果符合预期目标，系统主页面如图8-3所示。

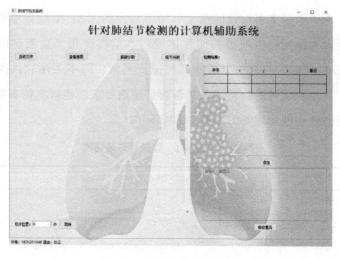

图 8-3　系统主界面示意图

8.3.2　读取文件功能与查看原图功能测试

医生若能在主页面点击读取文件按钮时，系统即时开始进行肺实质分割及肺结节检测操作，此外，在点击查看原图按钮时，系统的空白展示区可显示原始 CT 的切片图，则表示测试完成。

点击系统内的读取文件按钮，能够选择特定患者 CT 文件。读入图片后，系统马上开始执行相应的图像处理操作，医生能够在展示区下方右侧查看程序运行状态，在系统的展示区也显示了该患者的切片图像，展示区下方左侧同步更新了切片数量与当且切片位置，还可以使用鼠标、滑窗或手动填写切片数来查看不同切片。点击查看原图按钮后，展示区也能马上跳转到首张 CT 切片图上。功能测试结果符合预期目标，功能页面如图 8-4 所示。

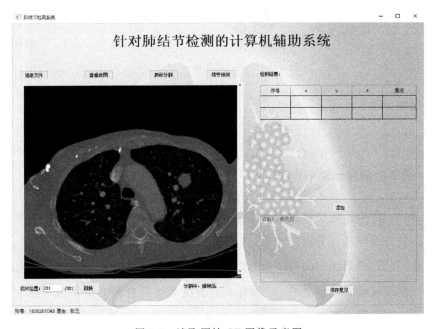

图 8-4　读取原始 CT 图像示意图

8.3.3　肺部分割显示功能测试

医生若能在主页面点击肺部分割按钮时，系统的展示框即时显示患者的肺实质 CT 图片，则表示测试完成。

点击系统内的肺部分割按钮，系统的展示框马上跳转展示了肺实质 CT 图片，且展示区下方左侧同步更新了肺实质切片数量与当且切片位置，同样可以通过鼠标、滑窗或手动填写切片数查看不同切片的分割图像。功能测试结果符合预期目标，肺实质显示结果如图 8-5 所示。

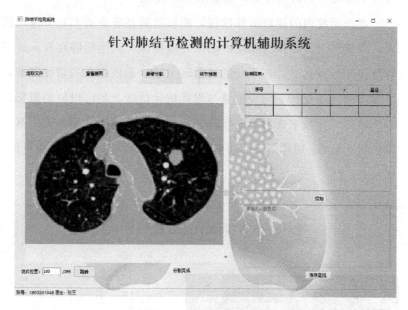

图 8-5　肺实质分割示意图

8.3.4　结节检测显示功能测试

医生若能在主页面点击结节检测按钮时，系统的展示框即时显示以红色方框或绿色方框标注的 CT 图片，则表示测试完成。

点击系统内的结节检测按钮，系统的展示框马上跳转展示了有红色方框或绿色方框标注的 CT 图片，且方框旁边附有预测概率值，展示区下方左侧也同步更新了肺实质切片数量与当且切片位置，同样可以通过鼠标、滑窗或手动填写切片数查看不同切片的结节定位图像。功能测试结果符合预期目标，结节定位在系统页面上的显示如图 8-6 所示。此外，图 8-7 为系统检测出来的所有肺结节样例，红色方框的为准确的结节预测，绿色方框的为可疑病灶预测，第 1、3 栏位完整切片图，第 2、4 栏为方框内的检测图像。

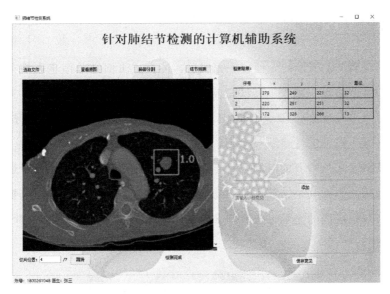

图 8-6　结节检测示意图

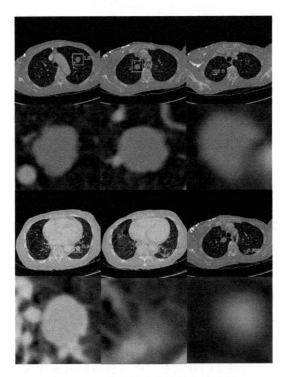

图 8-7　系统检测出的肺结节样例图

8.3.5　结果显示功能测试

若 CT 图像的处理程序完成后，能在主页面结节信息表格上显示预测的结节信息，则表示测试完成。

本系统在读取文件后自动载入图像处理程序，并加载了后端 MS^2 U-Net 模型进行肺结节检测，平均每个患者的预测诊断用时为 15s，大大缩减了人工检测的时间，且点击添加按钮时，医生可参考可疑病灶预测图像手动添加其余结节信息。功能测试结果符合预期目标，结节检测结果表格在系统内的显示可查看图 8-6，手动添加结节信息的表格示意图如图 8-8 所示。

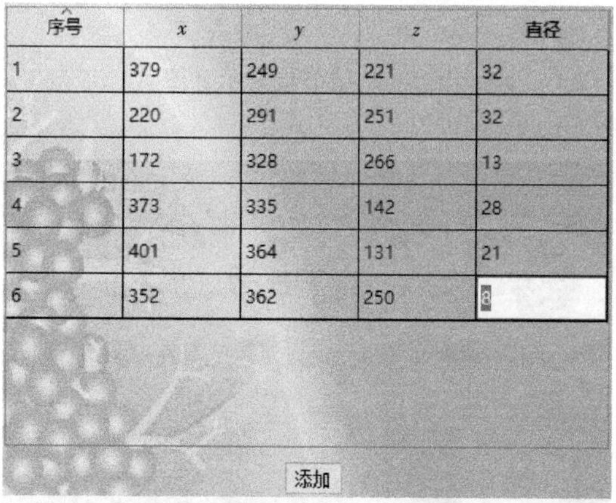

序号	x	y	z	直径
1	379	249	221	32
2	220	291	251	32
3	172	328	266	13
4	373	335	142	28
5	401	364	131	21
6	352	362	250	8

添加

图 8-8　手动添加结节信息示意图

8.3.6　诊断意见输入功能

医生若能在系统主页面的诊断意见框内输入病情分析结果且保存，则表示测试完成。

在诊断意见输入窗口内可输入文字，点击保存意见按钮，系统立即将本次检测的使用记录组合，并将所有信息保存到该患者文件夹内的诊断意见书中，医生根据诊断意见书，再结合病患的既往病史或个人身体状况作进一步的检查或治疗。功能测试结果符合预期目标，诊断意见输入框示意图以及保存诊断信息示意图如图 8-9 和图 8-10 所示。

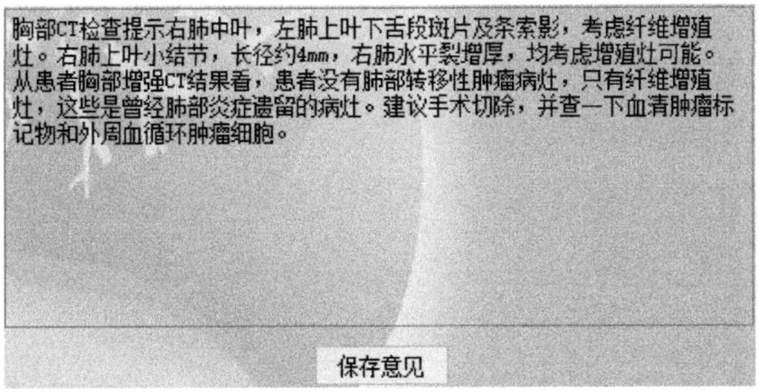

胸部CT检查提示右肺中叶，左肺上叶下舌段斑片及条索影，考虑纤维增殖灶。右肺上叶小结节，长径约4mm，右肺水平裂增厚，均考虑增殖灶可能。从患者胸部增强CT结果看，患者没有肺部转移性肿瘤病灶，只有纤维增殖灶，这些是曾经肺部炎症遗留的病灶。建议手术切除，并查一下血清肿瘤标记物和外周血循环肿瘤细胞。

保存意见

图 8-9　诊断意见输入示意图

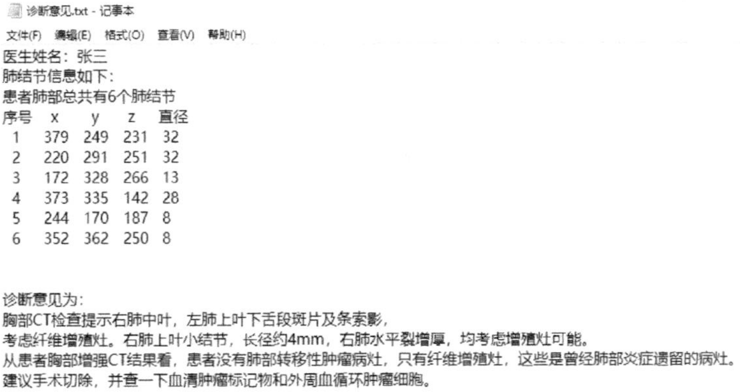

诊断意见.txt - 记事本

文件(F)　编辑(E)　格式(O)　查看(V)　帮助(H)

医生姓名：张三
肺结节信息如下：
患者肺部总共有6个肺结节

序号	x	y	z	直径
1	379	249	231	32
2	220	291	251	32
3	172	328	266	13
4	373	335	142	28
5	244	170	187	8
6	352	362	250	8

诊断意见为：
胸部CT检查提示右肺中叶，左肺上叶下舌段斑片及条索影，
考虑纤维增殖灶。右肺上叶小结节，长径约4mm，右肺水平裂增厚，均考虑增殖灶可能。
从患者胸部增强CT结果看，患者没有肺部转移性肿瘤病灶，只有纤维增殖灶，这些是曾经肺部炎症遗留的病灶。
建议手术切除，并查一下血清肿瘤标记物和外周血循环肿瘤细胞。

图 8-10　保存的诊断信息示意图